NACER CONECTADO,
VIVIR CONSCIENTE

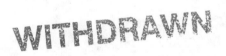

Roser de Tienda y de Robert de Lafrégeyre

NACER CONECTADO, VIVIR CONSCIENTE

> Amor

> Quiropráctica

> EMDR

Las tres claves para crecer sano

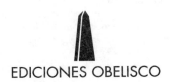

EDICIONES OBELISCO

Si este libro le ha interesado y desea que le mantengamos informado de
nuestras publicaciones, escríbanos indicándonos qué temas son de su interés
(Astrología, Autoayuda, Ciencias Ocultas, Artes Marciales, Naturismo,
Espiritualidad, Tradición...) y gustosamente le complaceremos.

Puede consultar nuestro catálogo en www.edicionesobelisco.com

Colección Salud y Vida Natural
NACER CONECTADO, VIVIR CONSCIENTE
Roser de Tienda y de Robert de Lafrégeyre

1.ª edición: marzo de 2010

Maquetación: *Natàlia Campillo*
Corrección: *Mª Ángeles Olivera*
Diseño de cubierta: *Enrique Iborra*

© 2010, Roser de Tienda y de Robert de Lafrégeyre
(Reservados todos los derechos)
© 2010, Ediciones Obelisco, S. L.
(Reservados los derechos para la presente edición)

Edita: Ediciones Obelisco, S. L.
Pere IV, 78 (Edif. Pedro IV) 3.ª planta, 5.ª puerta
08005 Barcelona - España
Tel. 93 309 85 25 - Fax 93 309 85 23
E-mail: info@edicionesobelisco.com

Paracas, 59 C1275AFA Buenos Aires - Argentina
Tel. (541-14) 305 06 33 - Fax: (541-14) 304 78 20

ISBN: 978-84-9777-623-3
Depósito Legal: B-5.205-2010

Printed in Spain

Impreso en España en los talleres gráficos de Romanyà/Valls S. A.
Verdaguer, 1 - 08786 Capellades (Barcelona)

Puedes obligar a alguien a comer, pero no puedes obligarle a sentir hambre; puedes obligar a que te elogien, pero no a que sientan admiración por ti; puedes obligar a que te cuenten un secreto, pero no a inspirar confianza; puedes obligar a alguien a acostarse, pero no a dormir; puedes obligar a que te sirvan, pero no a que te amen, puedes obligar a que te hablen, pero no a que te escuchen.

Antiguo escrito tibetano

Agradecimientos

Dedico este libro a nuestros pacientes, por la infinidad de cosas que nos han enseñado y los retos que nos presentan día a día. Gracias a todos de corazón por confiar en nuestra consulta, y por recomendarnos una y otra vez. Siempre os cuidaremos con los últimos estudios y el máximo cariño. A mis asistentes, Isabel, Anna y Bárbara, por su humanidad y cariño hacia todos ellos.

A Ferran y Feli, de Viatges Taranná, por ayudarnos a recoger fondos para las becas de estudiantes del Barcelona College of Chiropractic, Escuela Superior Internacional y compartir con nosotros la adopción de Sivana.

A Begoña, por sus masajes relajantes.

A mi hermana Cristina, por sus consejos gratuitos y maduros y a mis padres por su dedicación.

A mis editores, que con infinita ilusión acogieron este proyecto tan curioso. Les quiero y espero estar a su lado por muchos años.

Gracias hijos, Bárbara, Chloé y Eliot, por salir más con papá este último año y saber que cuando mamá lleva los cascos de música está «más que ocupada».

A Carmen, Nuria, Dolores, las amigas del alma que me quieren porque sí.

A Eva, Sonia, Cristina, Silvia Queralt y a la Sra. Romeu, mis primeras oyentes de historias increíbles.

A Josefina y a Nuri, que desde el cielo velan por mí. Chicas, lo voy a hacer todo.

A las personas que he conocido que iniciaron la inspiración en mi vida, como la Madre Teresa, para la que Dios siempre tenía un plan. A Vicente Ferrer y Anna Perry, a mí ahijado Peddalaiah. A los padres de la quiropráctica J. B. y D. D. Palmer, al doctor Mario Hermida y familia, por sus clases de neurología en la Universidad de Alicante. Gracias.

A los doctores Adrian y Michelle Wenban, que dan todo por la primera universidad quiropráctica de Barcelona. A la doctora Belén Sunyer, por ser la pionera y hacer posible la universidad de quiropráctica en Madrid.

Al doctor Marc Hudson y a Lynn, por sus seminarios fuera de serie. Hacéis crecer en nosotros, estudiantes y doctores de todo el mundo, las semillas de la conciencia que cambiará esta sociedad.

A Peter Amlinger, por su meditación saliendo el sol en la playa. Al carismático doctor Jean Paul Pianta, por devolverme desde sus seminarios en París más mejorado a mi doctor. A Andy Forelli, a la Doctora Sharon Gorman por hacerme recobrar mi genuino espíritu neoyorkino, ¡baby cuando sea mayor quiero ser como tú!, a Larry Marson, por su energía incombustible y al absolutamente arrebatador Chuck Ribley.

A todos vosotros, eminentes doctores en quiropráctica, gracias por hacer que me enamore cada día más de mi profesión y ya no haya barreras entre lo que hago y lo que soy.

A Jesús Sanfíz por enseñarme todo lo que ha podido de la técnica EMDR y a Wendy, su esposa, por prestármelo. A cineastas que pusieron la primera chispa en mi vida, Woody Allen, a los hermanos Cohen, al cine de arte y ensayo en versión original. A la música. A Eduard Punset por sus conferencias, que me han ayudado mucho, y con el que ardo en deseos de debatir.

Y al doctor Loïk de Tienda, colega y amigo del alma, que adora su profesión y cada día da lo mejor de sí mismo a sus pacientes. Ejemplo a seguir para mí.

Te ayuda tanto su técnica como la intención y el amor que pone en ella.

Amado esposo, padre de mis hijos, este libro es para ti, con todo mi corazón.

Querido lector, puedo contarte todo lo que he visto y aprendido; todo lo que siento al respecto; todos los milagros que he compartido. Y tú, si quieres, venirte a verlo conmigo.

PRÓLOGO

¡Qué gozada disfrutar de los comentarios de Roser de Tienda sobre la crianza de los hijos! ¡Vienen ganas de tener más hijos!

La autora parte de la investigación generada en los últimos años en el apego y el vínculo afectivo entre madre-padre-hijo, y con su experiencia nos explica su importancia vital en el desarrollo neuronal del bebé y su posterior equilibrio emocional y social. Nos explica un tipo de crianza atento hacia el bebé, respondiendo a sus necesidades y estados emocionales, que hace que se desarrollen como niños felices y, más tarde, como adultos equilibrados. También en el caso de niños adoptados.

He compartido muchas cosas con Roser; a nivel personal, la curiosidad y el estímulo por el conocimiento y las ganas de transmitirlo. Roser es capaz de comunicarlo, además, con alegría; yo mismo he soltado alguna carcajada al leer el libro.

Y, a nivel profesional, compartimos la misma actitud con las personas, con los pacientes: escuchar. Escuchar al paciente. Ése es el truco. Escuchar con atención, «darse cuenta» de lo que te explican (y esperar a que acaben de explicarse). Éste es el principio con el que trabaja Roser de Tienda con sus pacientes, y es donde empieza el éxito en cualquier tratamiento que necesite su salud integral.

También comparto con Roser de Tienda la necesidad de una asignatura en la escuela que intente enseñar «humanidad» a nuestros niños y niñas. Dejadme que añada algo al programa de esa asignatura: deberíamos enseñarles que en la vida deben tratar muy bien a «los demás», a «los otros», a aquellos que nos rodean, y que bajo ningún concepto se podrá hacer daño a nadie. ¿Podríamos empezar desde prescolar?

En los últimos veinte años, los estudios sobre estrés traumático, trauma crónico y neurociencias han revolucionado el conocimiento sobre los efectos biológicos, psíquicos y sociales del trauma, mostrando cuán grande es la vulnerabilidad del ser humano y los recursos disponibles para conseguir el retorno a la salud. De todo esto que es tan serio habla con optimismo y alegría este libro: de los caminos que ofrece la ciencia para retornar a la salud y estabilidad emocional y cómo volver a disfrutar de la vida y que los hijos se desarrollen felices y saludables.

JESÚS SANFIZ, psicólogo clínico
EMDR Institute, Facilitator
Psicólogos sin Fronteras

Un hombre pescó un pez.
Una mujer tuvo un hijo.

HAIKU, IVÁN SANFIZ

INTRODUCCIÓN

Este libro va dirigido a todas las personas que tienen contacto con bebés y con sus familias. A los doctores que asisten el parto, a las comadronas, a las enfermeras de la nursery, a los pediatras, a las canguros, a los abuelos y abuelas, a los futuros padres. Al personal docente de las guarderías. A las escuelas. A los hermanos mayores. A los que adoptan y se perdieron los primeros años de sus bebés. A todo aquel que desee contribuir con pasión a hacer de nuestros bebés unos adultos capaces de cambiar el mundo.

…Y a los directores de cine, a ver si a alguno se le ocurre rodar alguna otra película de bebés que expresen sus emociones y… ¡que no sea la cuarta parte de *Mira quién habla*!

Dos células se encuentran

Desde el mismo momento de la concepción algo se revoluciona en nuestro interior. Aún no lo sabemos, pero nuestro sistema hormonal es frágil y cambiante, nos vamos durmiendo por las paredes y parece que el olfato y el gusto se han disparado. Una célula anda dividiéndose en nuestro interior y algún día, quién puede saberlo hoy, esa célula podría convertirse en el ser humano más importante de todos los tiempos.

Si pensamos en el milagro que supone encontrar a un compañero a quien amar y respetar para andar por la vida, es fácil entender que entre los dos se cree el proyecto más mágico y especial: nuestro bebé.

El bebé llega al mundo con las expectativas creadas por sus sensaciones intrauterinas. Tiene una idea de quién es su madre, lleva meses oyéndola, viviendo de y con ella. Al fin llega el momento del parto. Un trabajo enorme tanto para la mamá como para el bebé, pero a los dos les resulta imposible esperar más para verse, encontrarse, acariciarse, besarse, acunarse... por primera vez parece que hemos hecho algo insuperable en la vida... el bebé está aquí... y nos busca, se hace un ovillo entre nuestros pechos y nosotras, olvidando al ginecólogo que trastea con nuestra placenta o que cose nuestra cesárea, no tenemos más que ojos y piel para acoger y dar la bienvenida a nuestro hijo, a este misterioso, desconocido y extraño mundo para él.

Es original su planteamiento. Mucho se ha hablado de la etapa del nacimiento hasta los tres años, de la infancia, de la comida para el niño, de la estimulación temprana...

Se habla de recuperar la silueta después del parto, de la depresión postparto, de las ventajas y desventajas de la alimentación maternal...

Se habla de todo el después de después.

Y el ahora de ahora...

La mirada del bebé fija en nosotros, intentando expresarse del único modo que puede, paciente o llorando.

La mirada de la madre intentando descifrar qué necesita el bebé.

Nosotros con la mirada aún fresca de los hijos que tenemos, con la piel que se funde en sus abrazos, y con la mirada curiosa que nos aportan los estudios de quiropráctica y neurología, queremos contribuir a dejar nuestros conocimientos al servicio de una sociedad nueva, y ayudar, en la medida de lo posible, a criar seres humanos sanos e inolvidables.

Nacer conectado explica cómo los vínculos afectivos son esenciales para el buen desarrollo neurológico del bebé. Para que el cerebro humano pueda desarrollar todas sus capacidades hasta el nivel más óptimo, es necesaria una cariñosa interacción afectiva entre el niño y sus padres.

La crianza con apego, darles nuestro amor sin límites, hacer que el bebé experimente alegría y seguridad hasta los dos años, todo ello creará un indestructible esqueleto emocional para toda la vida.

Concebido como una inspiración para reforzar los lazos familiares en un mundo de valores cambiantes donde los padres necesitan más que nunca ayuda práctica, este libro no sólo ayudará a las familias, sino también a todas las personas interesadas en el mundo del bebé y en las relaciones humanas.

En el afán de la neurociencia por acercarnos a comprender la realidad del ser humano, los últimos estudios neurológicos avanzados nos presentan la desconocida realidad que, desde la concepción hasta los dos años, el bebé registra, sus emociones en la zona cerebral de la amígdala, donde crea su cero emocional. Ahí, con esas emociones guardadas, va a ir en busca de reacción el primer día de separación de sus padres, su primer día en la guardería, el primer día que un compañero le pegue, sus pequeñas frustraciones diarias.

A medida que vamos creciendo, según el entorno afectivo y social en el que nos desarrollemos, seremos un tipo de persona u otra.

Ésta es una obra que nos invita a acoger a los niños con el compromiso feroz de acompañarlos hacia su madurez, sin traumas y con entrega.

Espero ser de utilidad.

Evidentemente, el ser humano ha sido creado para pensar; toda su dignidad, todo su mérito ahí estriba; y su oficio es pensar cómo debe.

PASCAL

1. EL CEREBRO LO ES TODO.

SOMOS UN CEREBRO CON PIERNAS

La filosofía y la ciencia son dos parámetros que nos acompañan desde el inicio del pensamiento humano. Así, el conocido filósofo griego Aristóteles creía que la masa que se encuentra en el interior del cráneo del ser humano servía sobre todo para templar el espíritu. Qué idea tan sencilla y, al mismo tiempo, tan precisa acerca de su función.

En la actualidad sabemos que el cerebro integra y envía información sensorial y coordina las respuestas mediante el ajuste de incontables funciones en todo el organismo.

Pensar, sentirse alegre o triste, soñar despierto o recordar el pasado son aspectos de una enigmática actividad del cerebro que se conoce como *conciencia*.

La capacidad humana de sentir y comprender las emociones es enormemente enriquecedora. El hipotálamo, el tálamo, la amígdala y el hipocampo configuran lo que denominamos el *sistema límbico* o «cerebro emocional».

Partes del cerebro

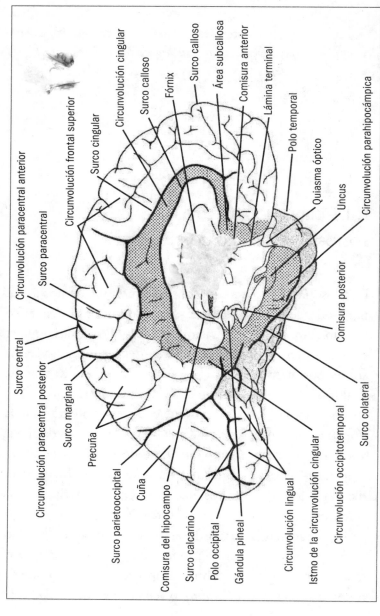

El punto de vista neurológico

De un modo sencillo y escueto, diré que la neurología es la especialidad médica que trata los trastornos del sistema nervioso. Específicamente, se ocupa del diagnóstico de todas las enfermedades que involucran al sistema nervioso central y al sistema nervioso autónomo y periférico, incluidos las meninges, los vasos sanguíneos y sus músculos.

Uno de los neurólogos pioneros en nuestro país fue nuestro querido premio Nobel Santiago Ramón y Cajal, no en vano estamos hablando de 1888. Nos ha dejado una extensísima bibliografía, estudios muy complejos para aquella época. Y, sobre todo, era un tipo muy curioso con todo lo que sucedía a su alrededor. Científico discreto, dejó para el recuerdo frases memorables como «*las ideas no duran mucho. Hay que hacer algo por ellas*».

Bueno, sigamos a lo que íbamos, que es a saber algo más de nuestro ordenador central. El cerebro está cubierto por una gruesa y replegada región externa, la corteza, la única parte del cerebro que controla actividades conscientes. Está dividida, en sentido anteroposterior en dos mitades o hemisferios con distintas funciones: actividades intuitivas y artísticas el derecho y actividades de lenguaje y analíticas en el izquierdo. Por debajo y detrás del cerebro hay áreas especializadas en tareas de mantenimiento, desde el bombeo de sangre a la respiración, pasando por la ingestión de alimentos y la eliminación de residuos.

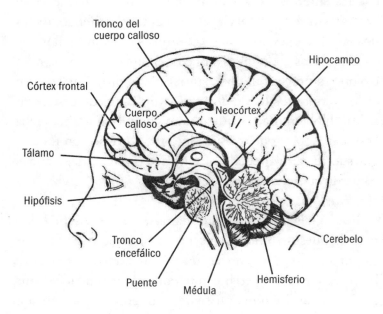

Tronco del
cuerpo calloso

Hipocampo

Córtex frontal

Cuerpo
calloso

Neocórtex

Tálamo

Hipófisis

Tronco
encefálico

Cerebelo

Puente

Médula

Hemisferio

La misteriosa relación entre emociones y cerebro

Hemisferios derecho e izquierdo

Aunque los hemisferios cerebrales a simple vista parezcan iguales, sus funciones son muy distintas. El hemisferio izquierdo controla la mayor parte de acciones que realiza el lado derecho de nuestro cuerpo y el hemisferio derecho las del lado izquierdo. Éstos interactúan constantemente a través de los más de doscientos millones de nervios que cruzan la profunda fisura que los separa, el cuerpo calloso. Por otra parte, sus aptitudes se complementan. Por ejemplo, un matemático, después de horas de trabajo analítico, puede sentir la «urgencia» de tomarse un descanso y escuchar música para volver a cargar las pilas.

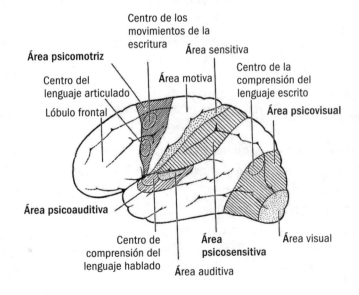

*Dibujo del hemisferio izquierdo
con las zonas analíticas y emocionales*

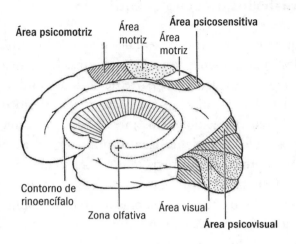

Área psicomotriz | Área motriz | Área psicosensitiva | Área motriz
Contorno de rinoencífalo | Zona olfativa | Área visual | Área psicovisual

Dibujo del hemisferio derecho
con las zonas analíticas y emocionales

El punto de vista quiropráctico, ciencia, arte y filosofía

La profesión quiropráctica surgió en 1895 en Davenport (Iowa), gracias a las investigaciones de los doctores B. J. y Daniel David Palmer.

En la actualidad, su práctica está extendida por los cinco continentes y su eficacia reside en los tres pilares sólidos en los que se basa. Ciencia por los conocimientos científicos de los que parte. Arte, por el largo aprendizaje de años de estudios universitarios que requiere la realización de un ajuste vertebral *específico*. Filosofía, porque la quiropráctica reconoce que el cuerpo es mucho más que la máquina más perfecta y sofisticada del universo: dispone de una capacidad de autoregeneración a la que se llama comúnmente *inteligencia Innata del organismo humano*. Esa misma inteligencia que, a partir de la unión de dos células, ha podido dar lugar a tu bebé.

Este modo innato de actuar se genera a través del sistema nervioso: el cerebro y las redes de comunicación que lo conectan con el resto del cuerpo.

Los quiroprácticos se aseguran mediante su conocimiento el acceso al sistema nervioso para la correcta expresión de la salud, liberando al cuerpo de las interferencias que merman su capacidad de adaptación al entorno.

¿Qué es el sistema nervioso y para qué sirve?

El sistema nervioso humano es el más complejo del reino animal: se compone de un cerebro de intrincadas circunvoluciones, una fragilísima médula espinal y decenas de millones de neuronas interconectadas y en constante comunicación a través de los nervios. El sistema nervioso transmite mensajes entre diferentes partes que deben funcionar de forma coordinada. Se ocupa de integrar la información que llega del interior y del exterior del cuerpo y de dar una respuesta biológicamente adecuada.

Los dos elementos principales del sistema nervioso central (SNC), el cerebro y la médula espinal, son los centros de operaciones del sistema nervioso.

En su recorrido por el cuerpo, los nervios del sistema nervioso exterior o periférico transmiten impulsos nerviosos en dos sentidos.

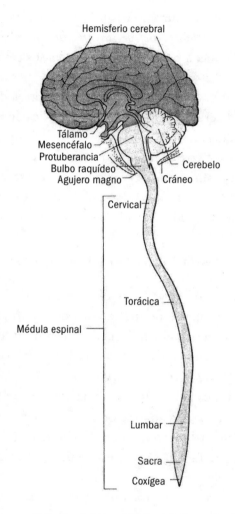

Hemisferio cerebral

Tálamo
Mesencéfalo
Protuberancia
Bulbo raquídeo
Agujero magno
Cerebelo
Cráneo

Cervical

Médula espinal

Torácica

Lumbar

Sacra

Coxígea

Dibujo del sistema nervioso central:
cerebro, cerebelo, tronco y médula espinal

La información sensorial viaja a SNC para ser evaluada y procesada, y las órdenes, para llevar a la práctica las respuestas motoras, viajan desde el SNC a los músculos y las glándulas. Este flujo continuo de información permite ajustar las funciones del cuerpo a medida que cambian las condiciones del interior o el exterior.

Cualquier tarea cotidiana requiere cientos de reacciones que serían imposibles sin la interacción coordinada de las diferentes partes del sistema nervioso.

De ahí, la importancia de esta ciencia. Mantener el SNC libre de interferencias desde el nacimiento asegura una vida más sana, tanto emocional como físicamente.

Nota: Encontrarás más información acerca de la Quiropráctica en The European Chiropractors Union (ECU), en el World Federation of Chiropractic (WFC) organismo integrado en la Organización Mundial de la Salud (OMS), en el RCU Escorial María Cristina de Madrid (www.rcumariacristina.com), en el Barcelona College of Chiropractic (www.barcelonascb.com), y en la Asociación Española de Quiropractica (AEQ) (www.quiropractica-aeq.com); en estos tres últimos lugares se pueden realizar los estudios de quiropráctica en España.

La psicología. EMDR como acceso a las vivencias. Por qué somatizamos físicamente los traumas

EMDR, es la sigla en inglés de Desensibilización y Reprocesamiento por Movimientos Oculares. Es el método de tratamiento del trauma psicológico más eficaz y validado científicamente. Trabaja con las neurorredes de memoria que almacenan la información disfuncional del trauma. A través de la estimulación de ciertas zonas del cerebro se logra hacer funcionar aquellas neurorredes que seguían molestando y produciendo síntomas a la persona que había vivido situaciones traumáticas.

El resultado en las personas que tenían vivencias pasadas que determinaron sus vidas y que todavía en la actualidad producían angustia y síntomas molestos, desaparecían en unas pocas sesiones. En sus orígenes, la EMDR se utilizó con veteranos de la guerra de Vietnam que sufrían el trastorno por estrés postraumático. Estos veteranos no podían llevar una vida normal al reintegrarse a la vida civil: tenían problemas de aislamiento, descontrol de impulsos, alcohol y drogas, comportamiento violento, maltrato a la familia, inadaptación al trabajo, ansiedad... En sólo 5 sesiones de EMDR fue tanto el alivio que dejaron de padecer los factores de diagnóstico de trastorno por estrés postraumático y, como consecuencia, su calidad de vida había mejorado sensiblemente.

Cuándo aplicar EMDR

En la actualidad, la terapia EMDR se aplica a una amplia serie de problemas de salud mental, relacionados en su origen con el trauma psicológico o el dolor emocional: trastornos de ansiedad, depresión, alimentación, obsesivos –compulsivos, personalidad, fatiga crónica, fibromialgia, etcétera.

En la actualidad sólo hay un grupo de psicólogos clínicos que practiquen esta técnica con acierto y precisión.

Afortunadamente, nuestros pacientes cuentan con Jesús Sanfiz Mellado. Sólo con teclear su nombre en cualquier buscador de internet, podrás ver lo increíble de su trabajo:

www.emdr-es.org,
www.emdrforumbarcelona.com,
www.institutoestres.com.

El estrés

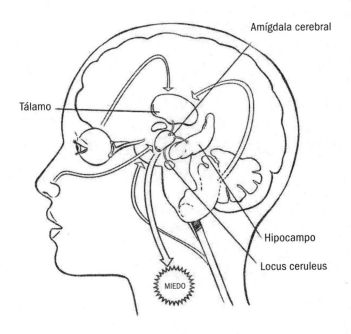

Dibujo del cerebro resaltando las zonas implicadas en las emociones y la memoria

Hojas de otoño, nieve en invierno, brisas de verano, flores en primavera. Si estás plenamente consciente, ésta es la mejor estación de tu vida.

Poema zen

2. EL PODER DE LAS NUEVAS CIENCIAS

Neurología, quiropráctica y EMDR, nos serán de gran utilidad para potenciar nuestra salud y nuestra vida consciente desde el embarazo hasta que nuestros átomos se dispersen en otra forma, porque como bien se pregunta el maestro Eduard Punset, si nuestro cuerpo se renueva continuamente a nivel celular, cómo es posible que aquella infancia que vivimos hoy forme parte de nuestra vejez.

La mayoría de las personas creemos que nuestro cuerpo es una estructura permanente que se va deteriorando con el tiempo. Por ese motivo, las personas, cuando llegan a cierta edad, se resignan a los achaques porque piensan que su cuerpo está gastado. Nada más lejos de la realidad; nuestro cuerpo se encuentra en un estado de cambio permanente a medida que se descartan unas células viejas y se crean otras nuevas para reemplazarlas. Cada clase de tejido tiene su tiempo de renovación, que depende del trabajo que desempeñen estas células. Por ejemplo, las células que recubren el estómago se renuevan cada cinco días. En cuanto al hígado, el desintoxicante de todas las sustancias que pasan por la boca de una persona, tiene un tiempo de renovación entre 300 y 500 días. Hasta los huesos se renuevan constantemente; se cree que todo el esqueleto humano se renueva cada diez años. Las únicas partes del cuerpo que son las mismas durante toda la vida, por lo que se sabe, son las neuronas del córtex cerebral, las células cristalinas del ojo y, tal vez, las células musculares del corazón. Pero si el cuerpo permanece continuamente joven y vigoroso, y tan capaz de renovar sus tejidos, ¿por qué esa regeneración no continúa eternamente? Algunos expertos creen que se debe al ADN, que acumula mutaciones y cuya información se degrada gradualmente.

Entonces se podría afirmar, visto así, que el hecho de ayudar al sistema nervioso a funcionar en su mejor expresión debería ayudar.

Es por eso que, en la ciencia quiropráctica, nosotros siempre decimos «pon más vida a tus años». Todos los pacientes que incorporan a su vida un cuidado quiropráctico habitual son capaces de adaptarse mejor a los cambios de su entorno, pues su cuerpo, diríamos a modo musical, está bien afinado, bien ajustado y es más capaz de darse cuenta de lo que le va bien y de lo que no.

La memoria celular

Partimos de la base de que somos seres holísticos, es decir, somos la unión de mente, cuerpo y espíritu. Cuando visito a un paciente, no sólo me preocupa que le duela algo, lo que realmente me preocupa es por qué le duele. No estamos hechos en trocitos, ni en especialidades; me duele aquí voy a este médico, me duele allá voy a este otro... si te pongo una chincheta debajo del pie, ¿no abrirás la boca?

Si comes pollo en mal estado y al rato lo vomitas, no me dirás que estás enfermo ¡al contrario! Tu cuerpo sabe que tenía que expulsarlo porque ibas a enfermar.

En la búsqueda incansable por encontrar las causas físicas, las carencias nutricionales y el dolor emocional, me he dado cuenta de que la mayoría de los pacientes somatizan físicamente sus dolores psíquicos.

Si alguien se ocupara de las emociones, como dice mi admirado Punset, todos los médicos deberían decir que mientras la ciencia lleva una eternidad ocupándose de lo de fuera, no se han ocupado de lo de dentro.

Las emociones de las personas deben integrarse en el cuidado general del paciente. Hay que entenderlo así, porque una migraña puede tener sus bien explicadísimas razones físicas, pero podríamos casi afirmar que ha tenido su inicio, o la capacidad de desarrollarse en nosotros, debido a un estrés emocional.

Por eso pienso que la ciencia quiropráctica es la panacea y que ayuda como ninguna otra ciencia en la vida a mantener ajustado, conectado, tu sistema nervioso, que lo es todo. Piensa que se puede trasplantar cualquier órgano, pero todavía no se trasplanta el cerebro. ¡Por eso yo prefiero cuidarlo!

Debe producirse un cambio a la hora de examinar la salud de la gente... ¿cómo puede un médico en apenas diez minutos establecer siquiera contacto visual con el paciente? ¿Qué sistema de salud es éste que hace que los médicos tengan que ver pacientes cada diez minutos y se tenga que resolver todo a base de medicamentos?

Yo tardo por lo menos una hora y media en elaborar un historial. O dos horas. Las que hagan falta para ir desgranando con el paciente persona humana que tengo delante por qué le duele algo. Y no es más fácil cuando ha tenido un accidente de tráfico y puede justificar su dolor, porque tiene la columna muy dañada. Porque cuando vemos sus radiografías o resonancias magnéticas sólo se nos muestran las heridas y cicatrices que han quedado en su esqueleto. Pero... ¿y el dolor emocional que sigue impregnado en sus células? Para mí es muy significativo que, por ejemplo, te duela más la cabeza, la espalda, el estómago, o cualquier parte de tu cuerpo, el fin de semana, que de lunes a viernes. ¿Será porque tu vida familiar no es confortable?

Para los quiroprácticos que miramos al paciente como un ser humano global, este tipo de averiguaciones son de vital importancia para conseguir un completo restablecimiento del sistema nervioso. Porque sólo con recetar a los pacientes antiinflamatorios no es suficiente. Ojalá cada estrés físico o emocional tuviera un antiinflamatorio que pudiera ser eficaz para todo.

El antiinflamatorio para el divorcio, el antiinflamatorio para un maltrato, el antiinflamatorio para un trabajo aburrido.

Claro, que tenemos los antidepresivos. Gracias a Dios. Pero no sólo el humano necesita química.

A veces, uno sólo necesita un abrazo. Que lo achuchen. Que lo acunen. Que lo escuchen. A veces, un paciente lo único que quiere es llegar a un sitio y poder quedarse, para que alguien con amplias miras se ocupe de sus desajustes.

Por eso, además de la neurología y la quiropráctica como liberadora de esas trabas en el sistema nervioso, me encanta esta técnica psicológica. Porque no todo está perdido. Es posible con independencia de la edad.

Con la mirada unicista hacia el ser humano se puede ayudar y resolver para poder vivir en este mundo, que es precioso. La naturaleza... la música... ¿Puede alguien resistirse a *Nessum Dorma* cantada por Pavarotti?

Como diría una amiga mía de la infancia que es inglesa y que no lleva muy bien lo del español: «Todo eso es que me pone gallina de piel».

El caso de Mary tratado con quiropráctica y EMDR

Un sábado, nuestra paciente Mary entró en el parking de unos grandes almacenes, como cientos de veces, para hacer las compras de la semana. Empezó a bajar por el parking circular y, de pronto, el que venía detrás se quedó sin frenos y la embistió por detrás a toda velocidad. Su vehículo cayó por el agujero del parking tres plantas más abajo.

Nos llamó el lunes siguiente y vino a la consulta. Sólo tenía algunos golpes y moratones, la ajustamos durante varias semanas seguidas. Pero no había vuelto a subir a su vehículo, se veía incapaz.

Llamamos a nuestro psicólogo de EMDR, y en cinco sesiones volvió a conducir.

Me encanta esta rapidez para procesar los hechos que nos ocurren y que las emociones negativas desaparezcan. Ayudar a que un paciente se cure es ocuparse de él. Prevención y pasión por la salud. ¡Es nuestra vocación en quiropráctica!

La naturaleza hace todo con un propósito

Pongamos un ejemplo de la vida cotidiana. Estamos acostumbrados a ir al trabajo y normalmente allí tenemos una fuente de satisfacción si obtenemos el *feedback* supuesto. En el trabajo se nos valora. Una vez acabada la tarea, el sentimiento del trabajo realizado nos da una sensación de satisfacción. Porque sabemos lo que tenemos que hacer. Sin embargo, en nuestra vida privada, el papel de madre o padre, hijo, abuelo no está más que definido por lo que hemos vivido en nuestra propia familia, o en lo que hemos visto en casa de nuestros amigos. Quién no ha pensado alguna vez… ¡Qué suerte de padres tienes! Siempre se ve mejor lo de fuera, aunque en algunos casos verdaderamente así sea.

Gestionar la vida personal es mucho más complicado porque nadie ha pasado por una escuela donde haya unas asignaturas básicas, que señalo por si hay algún colegio que quiera ayudar al cambio social. Se podría enseñar todo igual que ahora y añadir una asignatura humanista, cuyo objetivo es que al graduarse los alumnos aprueben con un cinco mínimo en: cuál es el propósito de su vida y en qué pueden contribuir en su entorno, en su familia, en la sociedad y en su mundo; cuáles son sus talentos y cómo ponerlos al servicio de la humanidad; qué es lo que les hace rebosar de alegría; qué cualidades buscan en sus compañeros de viaje; qué quieren expresar en sus relaciones de pareja, cuál es su ideal.

Porque no hay nada más hermoso en el mundo que ser natural. La belleza de un ser humano se expresa a través de su peculiar modo de ser. Debemos irradiar humanidad para vivir conscientes de lo que ocurre. Se tiene una misión en la vida cuando ésta se ama. Cuando escoges vivir. Vivir dando una importancia real a todas las cosas, al dinero, a las posesiones, a los títulos, a tu cuerpo. Todo ello tiene un justo valor, que será el que tú determines; nada nos toca porque sí.

Dejarnos caer, ya que a veces es más sencillo. Dejar de escoger, ya es un fracaso, porque escoger requiere una gran dosis de responsabilidad. Todo lo que te ocurre, todas las decisiones que tomas en cada instante de tu vida forman, como una gota que cae en un caudal de energía concéntrica y modifica con esas ondas, tus pasos en la vida.

Meditar en silencio para escuchar a tu alma, te dará la alegría de estar despierto, de sentir plenamente la vida y las emociones. En cualquier caso, eso es la fuente de la *concienciabilidad.*

¿Existe esa palabra? Creo que no, pero bueno, por si acaso, sé un buen humano. Escoge la vida. Y tal como decía el maestro Gandhi, «*Sé el cambio que quieras ver en el mundo*».

La técnica psicológica EMDR.
La llave de acceso al cerebro

El descubrimiento de la técnica psicológica EMDR es la llave de acceso a la amígdala para los que, por las circunstancias que fueran, no pudieron heredar un esqueleto emocional sano y equilibrado. Con lo cual todas las personas con dolor emocional pueden resolver con rapidez y eficacia su dolor, ya sea emocional o somatizado físicamente. Es realmente eficaz, entre otras muchas cosas en: fatiga crónica, fibromialgias, tartamudeo, angustia, depresión, fobias, traumas, etcétera.

Por ese motivo me parece tan importante en el cuidado integral de nuestros pacientes. Al igual que un buen nutricionista me ayudará a fortalecer un cuerpo desnutrido, esta terapia es la llave para curar el viejo esqueleto emocional, con el que muchos llegan a nuestra consulta, a rastras, encima del físico.

La amígdala, tu alarma cerebral

La amígdala debe su nombre a que nos recuerda a una especie de almendra.

Todo empieza por una estimulación sensorial que se percibe. La amígdala transmite en décimas de segundo una señal cada vez más potente en dirección a decenas de otros sistemas, empezando por el tálamo, lugar de paso obligado para todos los mensajes captados por los sentidos. Por eso es de una importancia *vital*.

Esa señal es transmitida al córtex sensorial apropiado (visual, auditivo, etcétera), donde será evaluado y nos permitirá tomar conciencia. Si el significado de lo que hemos sentido es amenazante, la amígdala es avisada y comienza a producir las respuestas emocionales apropiadas: aceleración del ritmo cardíaco, de la respiración, huida ante un peligro... Imagínate: estás saliendo del cine por la noche y vas por el callejón estrecho de la puerta de salida trasera. Ves a unos tipos acercarse con una pinta que no te gusta nada y enseguida notas que te pones en alerta, el pulso se acelera y todo tu cuerpo se pone en alerta. ¡Todas estas cosas se deben a la amígdala!

Pero la amígdala no trabaja sola, como nada en nuestro cuerpo. En paralelo tenemos al hipocampo, que hace el enlace entre la memoria a corto y a largo plazo. Esta parte del cerebro es la que decide archivar o no esos recuerdos; tiene a su cargo la función de guardar la carga de las situaciones emotivas, como los accidentes, los abusos, y todo tipo de sentimientos en los que te hayas sentido agredido o sobrepasado.

Por esta razón, la amígdala va a activarse por un estímulo sensorial significativo, pues el hipocampo decidió archivarlo, guardarlo; si hay alguna emoción parecida va a explotar en toda fuente de respuestas corporales donde la adrenalina ayudará a «sacar el archivo» del hipocampo y del lóbulo temporal. Es así, pues, como retenemos las cosas a las que damos importancia y a otras que han quedado olvidadas en el más profundo archivo de nuestra memoria, pero que su mera insinuación o presencia provoca en nosotros una cascada de emociones.

La fuerza de la terapia EMDR reside en que, en un primer momento, el psicólogo conoce la técnica adecuada para que evoques el recuerdo traumático en su globalidad, pues estimula el procesamiento de la información. Esta técnica EMDR permite al organismo asimilar espontáneamente sus trazos. Revivir las experiencias vividas ya no se convierte en un momento doloroso, y toda la carga negativa desaparece para convertirse en algo que nos ha pasado, pero que ya quedó como en un capítulo cerrado y resuelto.

He seguido con mucho interés el desarrollo de esta terapia desde que se dio a conocer al público en general cuando se aplicó masivamente en el ataque del 11 de septiembre a las torres gemelas en Nueva York. Llegué a la práctica de esta terapia gracias a un grave suceso.

Cuando di a luz a mi tercer hijo casi muero en el quirófano. Tenía una placenta previa oclusiva total, así que el bebé no podía nacer y la cesárea era obligatoria. Asimismo, tuve que reposar para no sufrir hemorragias. Y como podía nacer en cualquier momento, preguntamos por todas las consecuencias neurológicas que tendría el bebé en caso de nacimiento prematuro, y recuerdo claramente la pregunta que hicimos al doctor: «¿Tenemos que decidir si provocaremos un retraso neurológico conscientemente en nuestro bebé sólo porque hemos decidido que nazca?»: Su mirada lo dijo todo.

Ni que decir tiene que tomar una decisión así cuesta mucho. Se tiene miedo, tu vida se para en todo lo que no tenga que ver con el bebé.

La madrugada del 17 de febrero del año 2001, mi tercer hijo, al que llamamos Eliot, porque significa «el elegido», decidió nacer. Sanísimo, con tres quilos doscientos gramos y casi ocho meses de gestación. Pero mi hemorragia era tal que en diez minutos empezaron las transfusiones sanguíneas; buscaban venas por todos lados, brazos, pies... El equipo, avisado de antemano, me esperaba en el hospital con todo previsto para un parto de máxima urgencia; dejaron entrar a mi esposo, el doctor, y ni que decir tiene que no morí aquel día por no romper mi promesa de amor.

La experiencia fue una de las más impactantes de mi vida. Nunca había visto tanta sangre, nunca me había sentido como un pedazo de carne encima de una mesa de operaciones. Nunca me había sentido tan vulnerable... La vida puede cambiar en unos segundos... El límite entre vivir o morir dejó una huella profunda en mí, aunque yo todavía no lo sabía.

Seguí con mi vida normal, criando a mis tres hijos y escribiendo.

Pero al cabo de tres años, camino hacia el trabajo, me quedé completamente paralizada en medio de la calle al oír una ambulancia. Me costó mucho respirar, calmarme... Tuve un ataque de angustia. Me repuse.

Me ocurrió otras cuatro o cinco veces.

Al mismo tiempo que mi angustia diaria aumentaba ante cada sonido de ambulancia, otras cosas empezaron a pasarme. Como que era incapaz de poner una tirita a mis niños, o lo peor, no poder ni ver la sangre de mi período.

Y mucho menos ponerme un tampón. Estaba claro que tenía un problema.

Supe que estaba viviendo un estrés postraumático y que los ansiolíticos podían ayudarme a corto plazo para poder continuar con mis tareas cotidianas. Pero a largo plazo poco iban a hacer por mí. Así que busqué inmediatamente a alguien que realizara EMDR. Afortunadamente, el mejor equipo español se había instalado en la ciudad condal.

Contacté con ellos, y en mi caso, una sesión de EMDR fue suficiente para hacer salir de mi archivo emocional las situaciones que mi amígdala asociaba a peligro y que me hacía situar en estado de alerta máxima al oír una ambulancia o a ver sangre. Como me dijo el psicólogo, mi amígdala estaba estupenda y funcionaba perfectamente, es decir, tal y como estaba diseñada para hacerlo, pero me amargaba la vida, si lo que quería era vivir en plena libertad y sin peso emocional asociado.

Recuerdo que después de la primera y única sesión para este problema en concreto, salí ligera, sin peso, como si me hubiese quitado de encima cuatro o cinco mochilas.

Contenta y con ganas de contárselo a todo el mundo, al salir de la consulta de EMDR fui directamente hacia el trabajo. Era verano y estaban instalándonos el aire acondicionado en la consulta. Tan contenta, abro la puerta y veo a todo el mundo en el pasillo. Resulta que al electricista se le había disparado la máquina de los clavos y tenía uno atravesándole la mano de lado a lado.

Mis compañeras de trabajo asistieron atónitas a mi puesta en escena. Llegué, vi lo que pasaba, le quité el clavo, le curé la herida, y sólo cuando todo estuvo recogido y en orden, las vi allí plantadas, diciéndome «¡Es verdad, estás curada!», y yo estaba contenta, contenta, contenta… Era cierto, ¡estaba curada!

Hoy, mi recuerdo acerca del estrés en la sala de partos aquella noche es el de una aventura de la que me siento orgullosa cada vez que miro la cicatriz que cruza de lado a lado mi vientre.

Yo el padre y tú la madre no lo somos todo. Tú, la madre y tú el niño no lo sois todo. Ella y yo no lo somos todo. Nada soy sin ti y sin ella. Nada serías sin ella y sin mí. Nada sería ella, sin ti y sin mí.

MOUSSA NABATI

3. LA CONCIENCIA EN EL ÚTERO DURANTE EL EMBARAZO

En general, suele darse más importancia a cuidar el bebé desde el nacimiento. Con una alimentación adecuada y controles médicos puntuales, nadie dudará acerca de estar atendiendo el embarazo de la forma más correcta posible. Sin embargo, muchas veces se pasa por alto un aspecto muy importante: la relevancia de establecer un vínculo de apego con el bebé mientras crece dentro del vientre materno. Si no se realiza —hay personas que nunca han imaginado tal cosa—, al feto no le ocurrirá nada en términos médicos, pero cada día los estudios acerca de la percepción de su sistema nervioso nos indican la gran capacidad y lo positivo que resulta crear para él un vínculo temprano con sus padres.

Lo cierto es que, desde las primeras semanas del embarazo en las que empieza a formarse el sistema nervioso, las células nerviosas empiezan a conectarse. Y como el bebé se está desarrollando, si le hablan, lo acarician, escucha música, le estimulará en el crecimiento. Se sabe que dichos mimos harán que el feto consiga un mayor desarrollo funcional de su sistema nervioso y de sus órganos. De hecho, y para darse cuenta del alcance de la percepción del feto, cabe destacar que, aunque la mujer empiece a percibir los movimientos de su bebé hacia el quinto mes de gestación, éste comienza a partir de los dos meses. A los tres meses distingue los sabores de los alimentos que ingiere la madre a través del líquido amniótico. A los cuatro meses siente todo su cuerpo, y al quinto mes percibe las paredes del útero materno e incluso la voz de la madre.

El científico italiano Carlo Bellieni lleva años investigando este tema en el Departamento de Terapia Intensiva Neonatal del Policlínico Universitario «Le Scotte» de Siena. En una entrevista recientemente publicada en Zenit.org., el doctor Bellieni nos aclara algunos puntos relevantes: «El feto siente dolor; incluso su percepción parece ser más intensa que la de un niño mayor. Lo sabemos porque en la vida fetal faltan muchas de las estrategias que para no sentir dolor aparecen tras el nacimiento. Sin embargo, ya desde la mitad de la gestación, los estímulos dolorosos han abierto todas sus vías para ser percibidos».

El feto es un pequeño paciente. Los neonatólogos modernos tienen el privilegio de atender justamente a los fetos. «Los tenemos entre las manos: a veces tienen el peso de una manzana; algunos son poco mayores que una mano. Han nacido prematuramente, y durante determinados meses deberán permanecer en sofisticadas incubadoras… y a ninguno de los que los atiende se le ocurre poner en duda que sean nuestros pacientes, que sean personas.» Dice el doctor Bellieni.

Hoy sabemos que el feto dentro del útero materno percibe olores y sabores. Oye los sonidos. Los recuerda después del nacimiento. Desde luego, sabemos que es capaz de soñar a partir de las 30 semanas. Todas esas características nos permiten apreciar las dimensiones humanas. Este paciente, en los últimos años, ha sido objeto de numerosas investigaciones para garantizar la salud desde el útero materno.

Ya se ha demostrado científicamente que en cuanto nace el niño reconoce de forma innata a la voz de su madre y puede distinguirla de la voz de un extraño. ¿Dónde ha oído esa voz más que en el seno materno? Existen también pruebas directas. Por ejemplo, registramos cómo varían los movimientos y la frecuencia cardíaca del feto si le transmitimos sonidos imprevistos a través de la pared uterina. Y vemos que primero se sobresalta, después se acostumbra, igual que hacemos nosotros cuando oímos algo que nos interesa.

Entendiendo al feto desde su concepción y desarrollo, no se comprende cómo alguien puede pensar que el feto «se hace» persona a partir de cierto punto, al salir del útero. Realmente, tras el nacimiento, desde el punto de vista físico, se cambia verdaderamente poco: entra aire en los pulmones, se interrumpe la llegada de sangre desde la placenta, cambia el tipo de circulación de la sangre en el corazón, pero poco más.

Minimizar el estrés durante el embarazo

¿Qué importancia tienen los acontecimientos vitales sucedidos en el embarazo?

Del mismo modo que cualquier intoxicación alimentaria o ingestión de tóxicos puede perjudicar la salud de la madre y el feto, las agresiones físicas y los elevados niveles de estrés desestabilizan el equilibrio neuroemocional de la madre, y como la madre es el medio natural y ambiental del feto, éste recibe las consecuencias. En el caso de los tóxicos, se puede entender fácilmente que una madre que fuma perjudique al feto al pasarle los tóxicos a través de la placenta, y que el bebé no llegue a alcanzar el peso normal de los niños/as al nacer. También se comprueba que una mujer embarazada que consuma cocaína, al dar a luz a su bebé, éste tenga síndrome de abstinencia.

De la misma manera, hay un conjunto de acontecimientos vitales para la futura madre que son altamente estresantes:

— pérdida de familiares o personas cercanas;
— toxicomanías;
— afrontar el embarazo y posterior maternidad siendo soltera;
— tener relaciones socio-familiares conflictivas (especialmente con la pareja o la madre);
— violencia de género u otras clases de violencia;
— carencia de atención médica;
— y condiciones socio-económicas difíciles.

El extremo de las consecuencias patológicas para la madre puede ser:

— depresión posparto;
— trastorno por estrés postraumático postparto;
— Psicosis puerperal.

El equilibrio emocional y la ausencia de estrés de la mujer embarazada es vital para la formación del feto y su equilibrio al nacer, ya que los sucesos estresantes acontecidos durante el embarazo aumentan la sensibilidad del feto para interpretar ciertos estímulos biológicos. Las mujeres embarazadas estresadas dan a luz a bebés que reaccionan de manera clara ante cualquier estímulo, siendo más sensibles las niñas que los niños.

Una niña muy emocional a causa de una madre con frecuentes reacciones emocionales debido al estrés responde a cada separación de la madre con elevadas cantidades de cortisol y de ACTH. Esto la extenúa y le altera las células nerviosas del hipocampo, soporte de la memoria: la niña tiene menos capacidad de memorización porque su madre... ¡Sufrió estrés durante el embarazo!

La madre, en malas condiciones psicológicas, como las explicadas anteriormente, no estará en la mejor situación para ser la cuidadora principal del bebé. Y si no hay otra persona que cumpla este papel, la crianza se ve perjudicada por la ausencia de una figura de amor y cuidados que le proporcione amor y seguridad. Las consecuencias de la falta de un cuidador principal en el bebé son: falta de vínculos de apego, perturbación en el desarrollo emocional y trastornos del desarrollo madurativo físico e intelectual.

El embarazo pide mucho esfuerzo al cuerpo femenino. El aumento de peso, la laxidad de los ligamentos, los cambios en el metabolismo, todo ello pone a prueba la columna vertebral en esos meses tan cruciales. Y el sistema nervioso se resiente.

Un buen cuidado regular permite a tu cuerpo optimizar sus recursos y prepararlo mejor para el parto y el estrés posterior al nacimiento.

El nacimiento tranquilo

El vínculo entre los padres y el bebé en la sala de partos de un hospital es posible si el equipo médico entiende que no estamos asistiendo a un evento exclusivamente médico, sino que estamos recibiendo a un ser humano, nuestro hijo, que viene tras un largo viaje. Desearía que los doctores y las comadronas interviniesen en los partos con su sabiduría, paciencia y conocimientos, más que con la premura de la escasez de tiempo para los pacientes.

Como escribió el doctor francés Frédérick Leboyer en su segundo libro, *El parto, crónica de un viaje*.

«Los doctores serán pacientes en la espera. Esta vigilancia del alumbramiento se desarrollará en medio de un gran sosiego, en silencio. Hablaremos en voz baja, evitando subir la voz por respeto, al menos, hacia el recién llegado, el recién nacido. El acto de dar a luz tiene una dimensión próxima a lo sagrado, que en general se ignora. Y luego saldremos de puntillas dejando por fin solos a esos dos seres que al fin se han encontrado y que tanta necesidad tienen de silencio, de intimidad, para mirarse, descubrirse, pues aunque ese niño no sea exactamente o no sea en absoluto para nada, como se esperaba, sin embargo, aún así será querido, muy querido, tal como es.»

El proceso del parto

Si todo permanece en silencio y en semipenumbra, si todo es cálido y está tranquilo, el bebé, cerca del olor y de los sonidos familiares de la voz de mamá y papá, empezará a relajarse. La respiración poco a poco se estabiliza, la carita congestionada se va suavizando y hasta es posible que abra los ojos, hasta ahora fuertemente cerrados. El bebé levanta ligeramente la cabeza, y junto al pecho desnudo, puede empezar a mamar.

Papá está emocionado. Lleva meses hablándole a una tripa, sintiendo los movimientos de su hijo a través de la piel de la mujer que ama. Esa piel que hasta ahora sólo respondía a sus manos con caricias amorosas lleva meses haciendo de iPod transmisor. El papá los mira, ahí está la mujer de su vida, y él al lado, dejándose llevar por su sentido protector innato.

La ha sostenido durante el esfuerzo del parto, ella tenía los ojos clavados en los suyos, como si sólo en su ternura y su aliento hubiese encontrado las últimas fuerzas para dar a luz al bebé.

El bebé, encima del torso de mamá ,está empezando a agarrarse al pecho con eficacia. En cuanto se duerma, papá debería poder quitarse la camisa, y tumbarse al lado de mamá con el bebé encima.

Háblale. «Hola, soy papá.» Abrázalo, cuéntale, bésalo.

Hay que pesar, lavar y vestir al bebé, pero, ¿por qué ahora? Mientras al lado reposa mamá, tu calor, una suave envoltura y un gorrito para que no tenga frío es todo lo que ese cachorro, tu bebé, necesita. Hay que ponerle el vendaje en el ombligo, hacerle un examen físico y prepararlo para la cuna. A la mamá también tienen que lavarla y cambiarla, trasladarla a su habitación…

En efecto, hay que hacer todas esas cosas, pero no hay necesidad de hacerlas inmediatamente.

Vuestro bebé ha nacido. Ahora vive de manera independiente. Es el momento para hacer una pausa llena de pacífica intimidad entre los tres.

Sois el primer consuelo físico para vuestro recién nacido, y éstos son los primeros momentos de su vida.

Que sean para todos momentos de paz.

Chloé nace tranquila

En mi diario de 2000 está lo que escribí de mi hija mediana.

> *04:00 am. Creo que esto son contracciones. Me paseo mientras escribo, a ver si pasa un poco más de ratito, porque es muy pronto para despertar a todos.*
>
> *Me he dado una buena ducha, tengo sueño, me voy al sofá. Después del parto de Bárbara ya sé lo que pasa, así que hay para un buen rato. Me alegro de tener ya la experiencia. ¡Con Bárbara iba tan a*

lo inesperado! El segundo hijo es el del disfrute. ¡Me alegro tanto de que ya venga!

06:00 am. Bueno, chicos, os voy a despertar. Las contracciones son muy llevaderas pero están viniendo cada cinco minutos, así que allá voy. ¡A ver qué cara pone Barbi! El hospital está a diez minutos, así que ¡hala, estoy tan contenta ¡Chloé va a nacer, no puedo creerlo!

Recuerdo que el ginecólogo trajo periódicos para leer, me dejó pasear, me puso un poco de epidural para las contracciones, y dejar que llegara a la expulsión fuerte y sin estar cansada, bajó las luces del quirófano y... ¡Me había traído un espejo para poder ver mi parto! Dos empujones y nació mi bebé. Esperamos a que dejara de pulsar el cordón umbilical, la pusimos en el pecho y mamó como si estuviese muerta de hambre ¡con tres kilos seiscientos gramos! No lloró nada, sólo mamó y se quedó frita.

Nació un jueves, porque en el hospital había paella. Me comí dos platos y al día siguiente nos fuimos a casa. Recuerdo la casa al entrar. La cunita estaba al lado de la terraza, entraba el solecito, la casa estaba recogida y nos besamos. Estábamos tan contentos, que once meses después tendríamos a nuestro tercer hijo.

Si en la práctica, el equipo que os asiste es siempre el mismo y habéis hecho un plan de parto, es decir, cómo os gustaría que se efectuasen ciertos protocolos hospitalarios y es respetuoso con vuestra decisión de cómo queréis vivir el parto, podréis realizar ese vínculo de apego al recién nacido, que queda sellado para siempre en esos instantes. Un nacimiento tranquilo os proporciona a los tres una seguridad, una tranquilidad y una disposición hacia el bebé extraordinaria. Así, el desgaste de los primeros meses se sigue llevando con cansancio, pero alegremente, pues la prioridad ya quedó establecida. Las necesidades del bebé por delante de las vuestras, con todo el gusto de que así sean.

Y al caer la noche siempre podéis miraros con la ternura que da el cansancio y deciros aquello tan bonito de: «Si tú quisieras y yo me dejara…». Unas risas antes de caer en la cama son muy recomendables para el sistema inmunológico, la energía y para reforzar vuestra relación, normalmente en parón durante la cuarentena.

Establecer vínculos de apego en los partos de emergencia

Hay muchos tipos de emergencias. Como no se pueden citar todas aquí, vamos a centrarnos en que, sea el problema que sea el que hayáis tenido, todo se complica. El hecho de que nada salga como habíais planeado debe daros un ánimo extra para después del nacimiento. Ya sé que sois unos padres asustados por todo lo ocurrido… y angustiados ¡Todo tan inesperado, tan distinto a lo imaginado!

Pero, todo eso es igual, porque ahí tenemos al bebé.

Un bebé asustado que necesita un abrazo más que nunca y oíros decir: «Cariño ya está. Papá y mamá están aquí, ya… (Respira por la nariz y saca el aire por la boca). Ya está cariño… (Otra respiración) Ya está, ya pasó todo. Te queremos cariño, has sido muy valiente, qué guapo eres, nos alegramos de conocerte» y abrazo y beso y canción o lo que hayáis previsto hacer para que se sienta acogido y seguro.

Pensad que todo el ruido que acompaña a una emergencia, la adrenalina del cuerpo de mamá, la prisa por nacer o la imposibilidad de nacer han asustado mucho al bebé. Por lo general, este tipo de bebés no lloran, suelen nacer suspirando, gimiendo, como si te estuviese contando: «Oye qué susto… ¿tú también te has asustado?». Dile que sí, o dile lo que piensas. Es pequeño, pero lleva meses oyendo a mamá y a papá.

Y volvéis a la parte del vínculo de apego del parto natural, tal y como he mencionado anteriormente.

Intentemos entender qué ocurre con el estrés en tu hijo. Mi tercer hijo, Eliot, el que podía nacer en cualquier momento y cuyo parto era de emergencia total, me llevó a preparar un buen ritual de nacimiento tranquilo, a pesar de la preocupación, y tal y como he comentado en el capítulo de EMDR.

Pese a la urgencia, busqué algo con la calidad necesaria, más que nada para que viera que, aunque llegaba al mundo con mucho estrés fijado para siempre en sus neuronas, yo era una madre de fiar.

Preparé una suave envoltura de algodón caliente para no tener que lavar al bebé hasta que lo viera tranquilo, un gorrito de lana suave para que mantuviese todo el calor posible y una canción.

Precioso y pelirrojo, nació en 20 minutos. Mientras se ocupaban de trastear mi placenta y de los últimos arreglos, el equipo médico bajó las luces del quirófano, se redujo el ruido… todo lo que se podía, y mi esposo colocó a nuestro hijo encima de mi pecho desnudo. Eliot gemía asustado, como aquel que piensa: «¡Nos hemos salvado!». Lo envolvieron con la sabanita de algodón calentita, le pusieron el gorrito y le canté una bonita canción de Phil Collins. Acababan de estrenar *Tarzán* de Disney y me había enamorado de la canción que le canta la madre Gorila cuando encuentra a Tarzán bebé solo en la jungla y se lo queda. ¡Me pareció tan adecuada!

> Estarás en mi corazón, (*You'll be in my heart*)
> *Cómo me apena verte llorar.*
> *Toma mi mano, siéntela.*
> *Yo te protejo de cualquier cosa,*
> *no llores más aquí estoy.*
> *Fuerte te ves pequeño estás,*
> *esta fusión es irrompible*
> *no llores más aquí estoy.*
> *En mi corazón tú vivirás,*
> *desde hoy será y para siempre amor.*
> *En mi corazón, no importa qué dirán,*
> *dentro de mí estarás siempre, siempre.*
>
> *Tarzán* de Disney, Phil Collins

Hoy en día, Eliot tiene ocho altísimos años y mi esposo y yo a veces le oímos escuchar en el CD portátil de su habitación esta canción que le canté nada más nacer. Y cuando le preguntamos: «Eliot, ¿por qué escuchas esta canción, hijo?», nuestro hijo siempre responde: «Pues no sé, pero oírla me consuela». Si estamos en algún lugar público y suena esa canción, me coge la mano.

Está todo grabado y archivado en su hipocampo y la amígdala le recuerda que esa canción está asociada para él a relax y a estar a salvo con mamá. ¡Siempre me emociona!

Porque la ciencia se estudia, pero luego cuando se vive en uno mismo y ves que funciona exactamente como lo has estudiado...

Apego y emergencia, parece que no, pero se puede.

Como veis, el vínculo de unos que han sobrevivido a una aventura en la que se jugaban la vida y salieron ilesos es un vínculo especial. A nuestros pacientes y a ti os ayudamos a entender cómo ciertos eventos pueden sacudir tu vida y la de tu bebé e intentamos que lo comprendas mejor para ayudarle en su recuperación.

En el caso de Eliot, en su memoria emocional está completamente afianzado el concepto de sostén y consuelo por parte de sus padres y hoy en día, lejos de ser un niño inestable, es un niño maduro y confiado en su entorno, bases que ayudan a reforzar su autoestima y coraje para salir al gran mundo y disfrutar de sus relaciones sociales con cimientos sólidos de afianzamiento.

Las actitudes son más importantes que las aptitudes.
W. Churchill

4. El cortisol, el estrés peligroso

Una embarazada necesita reducir el estrés enseguida para que esta hormona no afecte neurológicamente al bebé, como vamos a explicar. Los niños nacidos de una madre segura segregan gran cantidad de hormona del crecimiento, lo que produce el desarrollo morfológico máximo que le permiten sus posibilidades genéticas. También segrega más acetilcolina, con un mayor desarrollo de las células del hipocampo.

Si la madre tiene dificultades de equilibrio emocional y trata al bebé de manera negligente, el pequeño segrega demasiado cortisol y una cantidad insuficiente de hormona de crecimiento, con la consecuencia de alteraciones cerebrales, morfológicas y de conducta. Estas alteraciones son reversibles cuando el niño está en desarrollo si se vuelven a dar los cuidados necesarios, pero se conserva la huella del período de trato negligente.

Un exceso de cortisol es tóxico para el cerebro, y los estudios actuales sugieren que es capaz de dañar las neuronas, al mismo tiempo que producir cambios estructurales en la amígdala, el hipocampo y el cuerpo calloso.

El peor de los escenarios acaece cuando el maltrato, el trato negligente o los abusos a los niños devienen crónicos. La ciencia ha tardado muchos años en comprender la importancia del maltrato crónico en los niños, ya que su presencia es constante en la mayoría de trastornos mentales más graves, tanto en la infancia como en la vida adulta.

Para ser un adulto seguro, equilibrado e independiente, se tiene que haber recibido un apego seguro cuando era bebé. Esto significa que el bebé recibe atención cuando la necesita, que es cuidado cuando tiene algún malestar, y que es consolado cuando, por algún motivo, llora. Así, la madre (o el cuidador principal) modula los estados emocionales del bebé, y éste logra aprender a modular sus afectos. Aprender a modularse en esta primera etapa es un aprendizaje importantísimo para el futuro de este bebé, ya que le va a acompañar toda la vida.

Vamos a ver un ejemplo de aprendizaje de modulación de los afectos en los niños/as. Aprender a separarse de la madre es necesario e importante, y depende del estilo de apego.

Si un niño ya ha vivido una separación poco cuidada por parte de la madre, reacciona como si se tratara de una señal de pérdida y alerta a la separación. Cuando estas separaciones penosas se repiten y duran más de tres horas, las secreciones de las hormonas del estrés, cortisol y ACTH, aumentan mucho y el niño se altera.

Por el contrario, si cuidamos la forma y el tiempo, con separaciones breves seguidas del placer del reencuentro, tienen un efecto que permite acostumbrarse que limita la reacción biológica del estrés, y el niño reacciona de forma más adaptada.

Toda la atención que recibe el bebé conforma su cerebro, su personalidad y sus posibilidades adaptativas. Si recibe la atención y cuidados que necesita y no se le deja llorar, se van creando las redes neuronales más básicas de su personalidad: va recibiendo mensajes emocionales del tipo «te alimento», «te amo», «te quiero», y el resultado es la creación de una base neuronal recíproca de autoestima. Ésta es la primera piedra de su personalidad: si me quieren, tengo autoestima. En caso contrario, si el cuidador principal es negligente o abusador, el bebé nunca tendrá las redes neuronales de autoestima, y llegará a ser un adulto con déficits de personalidad, relacionados con autopercepción, con ser feliz, o con la motivación: quizás nunca se sienta feliz, quizás nunca tenga interés por las cosas. O por las personas. Tal y como dice el filósofo estadounidense Ken Wilber, una persona así nunca podrá ser un humano completo, pues la persona más desarrollada es aquella que puede ponerse en el lugar del mayor número de personas.

Así que sin unas correctas redes neuronales que funcionen, el niño crece como un poco roto por dentro. Aunque con la psicología aplicada en EMDR llegará a poder procesarlo y a entenderlo. Y la quiropráctica en su especialidad de neurología también puede dar un buen empujón a ese sistema nervioso.

El apego entre hijos, madres y padres

Entre los padres y sus bebés se crea un fuerte vínculo de unión o apego. Este vínculo hace que los padres deseen colmar de amor y cariño a su pequeño, protegerlo, alimentarlo y cuidarlo en todos los sentidos. Este vínculo hace que los padres se levanten en mitad de la noche para alimentar al bebé cuando éste tiene hambre y les hace estar pendientes de su amplia gama de llantos y gimoteos.

Los científicos todavía están investigando y aprendiendo muchas cosas sobre cómo se establece este vínculo. Saben que este fuerte vínculo proporciona al bebé el primer modelo de relaciones íntimas y favorece la seguridad en sí mismo y la autoestima. Y la medida en que los padres respondan a las señales del lactante puede repercutir en su desarrollo social y cognitivo.

¿Por qué es tan importante que se forme?

La formación de ese vínculo es algo fundamental para un bebé. Estudios sobre monos recién nacidos con maniquíes que hacían las veces de madres mostraron que, a pesar de los esfuerzos de los lactantes por obtener una respuesta de sus «madres» tocándolas y abrazándolas, la ausencia de respuesta materna provocó problemas de desarrollo, tristeza y retraso en el crecimiento de los pequeños. Los científicos sospechan que la imposibilidad de establecer un vínculo de apego en bebés humanos provoca problemas similares.

La mayoría de lactantes están preparados para vincularse inmediatamente con sus cuidadores. Por su parte, los padres pueden reaccionar de maneras diferentes ante el recién nacido. Muchos padres sienten un profundo apego hacia el bebé durante los primeros minutos de vida del pequeño. A otros —sobre todo si el bebé es adoptado o ha estado en la unidad de cuidados intensivos— puede costarles más tiempo.

Pero la formación del vínculo es un proceso, no algo que ocurra en pocos minutos, ni que tenga que ocurrir necesariamente durante un período de tiempo limitado tras el nacimiento del bebé. Para muchos padres, el apego es una consecuencia de los cuidados que diariamente proporcionan al pequeño. Tal vez no te des cuenta de que estás creando un vínculo con tu hijo hasta que observes su primera sonrisa y, de repente, sientas que te invade un profundo sentimiento de ternura y dicha.

El padre, nuestro aliado. Los hombres de hoy en día pasáis más tiempo con vuestros bebés que los de la anterior generación. A pesar de que los padres a menudo desean con todas sus fuerzas establecer un contacto más estrecho con sus bebés, la formación del vínculo a menudo ocurre con posterioridad en los padres que en las madres, sobre todo en aquellas parejas en las que la mujer amamanta. Pero ahora, con los nuevos progresos en ese campo, el bebé puede mamar con su madre y tomar leche del pecho extraída previamente, con su papá. La experiencia de tres hijos me ha confirmado que a un bebé cuando tiene hambre le da igual comer directo del pecho o del biberón y que no hay rechazo en las demás tomas como algunos grupos radicales, tanto de un lado como del otro, quieren hacernos creer. El pecho a demanda y la extracción de leche para que cualquier familiar pueda alimentar al pequeño en ausencia de la madre es uno de los inventos más geniales de la historia. Además, permite ofrecer leche materna a varios hijos a la vez y hay una producción continua que puede durar los años que desees. Es necesario desmitificar la lactancia materna como si ésta nos hiciera rehén del pequeño, faltas de libertad, o que nos hace menos hermosas o eróticas. Con el permiso de mi esposo, os contaré que una de las noches más eróticas de nuestra vida marital fue una en la que, entre besos, me olvidé de dejarme puesto el sujetador con los protectores... siguen siendo tan poco sexys... y haciendo el amor mis pechos empezaron a parecer surtidores de leche hacia el techo... Mi esposo y yo acabamos empapados, riéndonos hasta que nos dolían las costillas... La complicidad de esa noche, ¡aún nos hace sonreír! Inolvidable.

Construir una red de apoyo

Por supuesto, a una madre le resultará más fácil un vínculo de apego con su bebé si la gente que la rodea la apoya y la ayuda a adquirir confianza en sus habilidades maternales. Éste es el motivo de que los expertos recomienden que la madre tenga al bebé en su habitación durante el posparto. Esto le ayudará a adquirir mayor seguridad como madre, al tiempo que el personal le proporciona apoyo emocional y consejos útiles, que una hace suyos o no, según su deseo. Este tipo de sistema de apoyo es especialmente importante para los padres de los bebés prematuros o con necesidades especiales, que es probable que no respondan tan pronto o tan fácilmente como otros bebés.

Al principio, cuidar de un recién nacido puede requerir toda tu atención y energía. Te resultará mucho más fácil establecer un vínculo de apego si no estás agotada por las demás tareas domésticas, como limpiar la casa, cocinar, lavar... Siempre es de gran ayuda que alguien haga esas tareas y el papá se dedique a dar apoyo emocional a su esposa y a su bebé.

Factores que pueden repercutir en la creación del vínculo de apego

La formación del vínculo se puede retrasar por diversos motivos. Es posible que los padres en ciernes se hayan formado una imagen de su futuro bebé caracterizada por determinados rasgos físicos e intelectuales. Cuando, tras el nacimiento o la adopción, se encuentran con un bebé de carne y hueso, es posible que la realidad les obligue a modificar su imagen mental. Puesto que la cara del bebé es un instrumento de comunicación fundamental, desempeña un papel crítico en la formación del vínculo y el apego.

Las hormonas también pueden influir significativamente en la formación del vínculo. Hay muchas hormonas diferentes posteriores al parto que se apoderan de la madre, causando verdaderos estragos en su organismo. También puede estar agotada o dolorida después de un parto largo o difícil.

Si tu bebé tiene que pasar al principio algún tiempo en la unidad de cuidados intensivos neonatales (UCIN), es posible que os impresione y os imponga la complejidad del equipo al que está conectado.

¿Y si surgen problemas?

Si tienes la sensación de que todavía no existe el apego entre vosotros y el bebé, comentadlo con vuestro pediatra homeópata, vuestra comadrona doula, o con vuestro doctor quiropráctico. Puede ser un signo de depresión posparto.

Es posible que se esté retrasando porque el bebé ha tenido problemas de salud importantes o impredecibles. En cualquier caso, los profesionales de la salud están acostumbrados a abordar este tipo de cuestiones y os podrán ayudar a establecer un vínculo de apego, un esqueleto emocional que durará toda la vida.

¿Qué habilidades tiene el bebé para crear ese vínculo?

Los padres de recién nacidos generalmente necesitan cierto tiempo para entender las verdaderas capacidades del pequeño y todas las formas en que pueden relacionarse con él:

— el tacto es una de las primeras formas de comunicarse que tiene un bebé; los bebés responden enseguida al contacto piel con piel. Es tranquilizador tanto para el bebé como para los padres, al mismo tiempo que favorece el crecimiento y el desarrollo saludable del sistema nervioso e inmunitario del pequeño;

— el contacto visual también es una forma de comunicación en distancias cortas;

— los bebés intentan, desde una etapa temprana imitar las expresiones faciales y los gestos que ven;

— los bebes pueden seguir objetos en movimiento;

— los bebés prefieren las voces humanas y disfrutan vocalizando en sus primeros intentos de comunicarse vocalmente.

Cómo establecer un buen vínculo en situaciones especiales

Establecer un vínculo de apego con tu bebé será probablemente uno de los aspectos más placenteros de su cuidado. Puedes empezar meciendo al niño en tu regazo y acariciándole suavemente, mientras le hablas suavecito.

También ponerlo boca abajo con su barriguita en vuestro lado del corazón y darle en la espalda golpecitos suaves como si repitierais el latido de vuestro corazón es algo que les consuela sobremanera. Si tanto el papá como la mamá os vais turnando, el pequeño aprenderá pronto a distinguir entre ambas formas de relacionarse táctilmente con vosotros. Ambos deberías también establecer contacto «piel a piel» con el recién nacido, dejando que se acurruque y achuche contra vuestra piel desnuda mientras lo alimentáis o lo mecéis.

Entender al bebé en su expresión

Los bebés, sobre todo los prematuros y los que tienen problemas médicos, necesitan una atención especial, en cuanto a la reducción del estrés, en la medida en que nos sea posible. La prestigiosa psicoterapeuta Sue Gerhardt, cofundadora del Oxford Parent Infant Project, en Cambridge nos explica con gran precisión en su libro *El amor maternal* que respecto al sistema nervioso humano es de una importancia esencial lo que ocurre en las primeras etapas de la vida, y que lo que ocurre puede ser negativo o positivo por muchas y diversas causas. Por ejemplo, la falta de nutrición en la etapa uterina o la falta de soporte emocional en las primeras semanas de vida, pueden llevar al bebé hacia un gran estrés emocional que dificulte el buen funcionamiento de su organismo. Los primeros cuidados son los que realmente modelan el sistema nervioso y determinan cómo se interpretará y se responderá al estrés en etapas futuras. Por ejemplo, un niño con dificultad para pasar de las papillas dulces a los purés salados, si la respuesta de los padres es forzar al bebé, éste llora y vomita, y la alimentación se convierte en un drama; además, lo más probable es que en la vida adulta esa persona no soporte las discusiones en la mesa. Porque la respuesta natural de su sistema nervioso será «cerrar» su estómago ante una situación estresante. Además de crear una respuesta en su sistema nervioso, el bebé creará asimismo una «huella biológica» (Hertzman, 1997). Dicho de otra manera, quedan inscritas en su fisiología debido a que éste es el período de desarrollo humano en el que se construyen los sistemas de autorregulación. Es decir, cuando nuestras respuestas fisiológicas y emocionales automáticas se establecen en nuestro cerebro. Aunque dichos sistemas permanecen abiertos y nuestros hábitos pueden, todavía, cambiar, también es verdad que a medida que pasan los años, nuestros sistemas internos se van estabilizando y el cambio es más difícil. Todo el mundo sabe que, para un adulto, cambiar de hábitos alimentarios o llevar a cabo un cambio en el área emocional constituye una tarea realmente difícil, ya que a uno le cuesta cambiar su conducta y transcurre mucho tiempo antes de que nuevas conductas devengan automáticas. Si comparamos lo que acabamos de decir con la etapa infantil, no hay duda que en ésta es mucho más «abierta», ya que los cambios tienen lugar de una manera muy rápida.

Algo esencial que debe tenerse en cuenta es que estas primeras experiencias condicionan nuestros niveles básicos de serotonina, cortisol o norepinefrina, así como los niveles que nuestro cuerpo considerará «normales».

Los bebés nacen con la expectativa de que alguien gestione su estrés, ya que ellos no tienen capacidad para hacerlo. Normalmente, durante los primeros meses de vida, muestran niveles más bajos de cortisol si obtienen de los adultos el equilibrio necesario mediante el tacto, las caricias, el alimento y el acto de acunarle (Hofer, 1995; Levine, 2001). Pero sus sistemas son muy inmaduros, muy inestables y sensibles, y, por ello, pueden llegar a niveles altos de estrés si los padres no llevan a cabo estos intercambios saludables que genera la confianza en el bebé de que un adulto solucionará dichas situaciones.

Existe gran confusión respecto a cómo los padres han de manejar la ansiedad del bebé. Cómo consolarlo. Una práctica aún en uso es dejar al bebé que llore y no tomarlo en brazos; a la mayoría de los adultos de hoy en día los han criado así. Este sistema dispara el estrés y, por tanto, también su cortisol y puede que ello dé lugar a alteraciones severas, que afectarán, sobre todo, al desarrollo de la porción órbito-frontal del córtex prefrontal, área responsable de descifrar y de adaptar la conducta a los ambientes y normas sociales. En ratas separadas de sus madres se ha visto que disminuye el número de conexiones en esta zona del cerebro (Lyons y Cols. 2000).

Los bebés expuestos a este tipo de experiencias tienden a ser niños «difíciles». Debido a que es más difícil para los padres relacionarse con un bebé hipersensible que con un bebé llamado «fácil», los sistemas de reacción frente al estrés de estos niños queda sobrecargado, y ello puede dar lugar a una instauración de un sistema hiperreactivo, con un nivel crónicamente elevado de cortisol, lo que provocará la instauración de una gran inseguridad emocional.

Este moderno punto de vista respecto al temperamento que se basa en la fragilidad o la robustez del bebé es novedoso, respecto a la idea preconcebida de que a los bebés no se enteran de nada, y si lo hacen, luego no se acordarán.

Las cualidades de la crianza de un niño son tan o más importantes que los genes o los factores innatos para el desarrollo de la personalidad del hijo.

Demostrarles nuestro cariño y disponibilidad, brindarles nuestra compañía, cantarles, pasear, reír, todo eso mejorará la autoestima de un bebé que ha nacido con la esperanza de que alguien lo ayude a crecer. Es genial ser conscientes de ello, ¿verdad?

He visto casos de personas adultas que cuando eran niños estuvieron a cargo de madres emocionalmente frías como témpanos. Veamos algunos casos:

En el caso de Ángela, que llegó a nuestra consulta con múltiples dolencias y mientras recibía cuidado quiropráctico la trató nuestro colega con EMDR. Una mujer de 50 años, con formación universitaria, fue una niña que permanecía en la cuna mientras la madre se ocupaba fundamentalmente de sí misma: masajes, joyas, buena vida social… La niña era algo que «había sucedido», como a quien le sale un grano... y que no debía perturbar su vida. El padre trabajaba casi todo el día y no se ocupaba de la niña. La paciente lo describe como un calzonazos subordinado a la madre y sin ninguna opinión.

Ángela, cuando era un bebé recién nacido, no pudo formar los vínculos emocionales con ningún cuidador, vínculos que son la base para tener una vida emocional con confianza en personas y construir redes sociales de amistad. Creció con todas las incertidumbres de la infancia de una niña que es ignorada, pasó la adolescencia como pudo, y, en cuanto tuvo la oportunidad, se casó con un hombre tan perdido como ella en sus relaciones personales. Tras un fracaso matrimonial, vinieron la soledad, múltiples trabajos insatisfactorios, una depresión severa durante años, la desorientación y la falta de interés y motivación crónicas.

La depresión severa se superó con una buena medicación antidepresiva. Tuvo varios intentos de tratamiento psicológico, pero como sucede cuando el trauma es de abandono emocional de un bebé, una forma de abuso traumático muy temprano, hay que recurrir a terapias eficaces para restablecer todo aquello que no se construyó en la época de bebé: conexiones de vínculo emocional, restablecer el sentido de autoconcepto, autoestima, autovaloración. Y estas reconexiones neuronales sólo se pueden restablecer con terapias como EMDR y técnicas de reparentalización.

En el caso de los bebés, a medida que van creciendo, empezarán a interrelacionarse y actuar, y los cuidadores bien orientados premiarán sus esfuerzos con valoraciones como: «Bien, lo haces muy bien, me gusta lo que haces» con lo cual se van formando las bases de su personalidad relativas a autoconcepto. Si procuramos que el entorno sea estable y seguro, y encomendamos al niño que haga tareas de las que sea capaz y tiene éxito y somos capaces de reconocer su desempeño, el niño se ve reforzado en sus intentos y estamos creando las bases de la autoestima. Con un buen autoconcepto y autoseguridad, lograremos que el niño se interese por explorar su entorno con independencia y tranquilidad, y éstas serán las bases para una buena autonomía.

Establecer el vínculo emocional en los padres adoptivos

Nuestros amigos Ferran y Feli compartieron con nosotros el intenso viaje emocional de la adopción de Sivana, la princesa de Ceylán.

Hablábamos que el concepto de «adoptar» es un poco extraño, ya que nosotros no sentimos que hemos adoptado a Sivana. Más bien es un encuentro en la vida, una especie de paso de testigo para tomar su vida a nuestro cuidado. Y ella parece que nos ha aceptado muy bien como papis. ¡Es un regalo que nos da la vida!

A la inversa de lo que piensa todo el mundo, no somos «buena gente» por nuestro acto de generosidad. No lo sentimos así. Somos privilegiados y estamos muy orgullosos de llevar de nuestra mano a Sivana, ¡ella sí que es generosa! Desde su pequeño corazón tiene la generosidad de aceptar a estos dos blancos, a quienes se les cae la baba con ella como sus papis para toda la vida.

Tengo una amiga pediatra que trabaja para una ONG que dice que en cuanto tienes un niño entre tus brazos ya eres madre. Su hermana, que no lo tiene tan claro, le pregunta ¿«Y eso cómo lo sabes?». A lo que su hermana pediatra le dice: «Es sencillo porque notas que no te quedarás tranquila hasta dejarlo con otra persona que sepas que lo va a cuidar igual de bien que tú». Yo comparto cien por cien esa concepción de ser madre.

A los padres adoptivos les puede preocupar la posibilidad de no poder establecer un vínculo de apego con el niño desde que es un bebé. Aunque a veces ocurre antes y otras más tarde, los padres adoptivos pueden vincularse a sus hijos tan bien como los padres biológicos.

La doctora Norma Krasnapolski ha realizado un estudio muy interesante sobre el vínculo y, de hecho, sus conclusiones son seguidas por los asistentes sociales que se ocupan del seguimiento de estas familias.

Históricamente se consideró que al hablar de adopción, se debía tener en cuenta dos subgrupos interactuantes: adoptantes y adoptivos.

Más tarde, se comenzó a tener en cuenta un tercer subgrupo conformado por los cededores de niños. Digo más tarde, porque para que se produzca una adopción, alguien empleó su cuerpo para conseguir un embarazo que llegó a su término, alguien utilizó su cuerpo en la búsqueda de un embarazo que no logró y de ello surgió una criatura, que para ser algo más que un cuerpo, requiere a alguien que lo sostenga.

Actualmente, está generalmente aceptado, aunque no siempre, ni por todos, que para pensar la adopción también debemos pensar en un cuarto subgrupo: los profesionales que intervienen para que una adopción se concrete, y el marco institucional e ideológico desde el que lo hacen.

Según el doctor Ricardo Oppenheim, hay un quinto subgrupo que entra en juego: el estado y la sociedad, quienes deben hacerse cargo de niños abandonados u objeto de maltrato con la consecuente utilización de recursos económicos y humanos a través de sus instituciones.

La adopción, entonces, en tanto institución, posee características propias y peculiares. Tan sólo una o dos décadas atrás, la bibliografía existente sólo hacía referencia a los aspectos legales y sociales, y escaseaba acerca del psiquismo y de los procesos psicológicos de adoptivos y adoptantes, síntoma que hablaba de las dificultades, tabúes y silencios impuestos al tema.

Aunque hoy no es una novedad, vale la pena recordar, que los adoptantes deben elaborar:

— duelo por la fertilidad, renunciando al deseo de embarazo;
— duelo por el hijo soñado;
— duelo por el hijo biológico, para lograr así el deseo de un hijo adoptivo;
— duelo por el bebé cuando a adoptan a un niño mayor.

El niño adoptivo debe elaborar:
— duelo por sus progenitores biológicos;
— duelo por no ser hijo biológico de sus padres adoptivos;
— duelo por las personas que lo acompañaron en su transición entre su familia de origen y la familia adoptante.

El adolescente adoptivo debe construir su identidad a partir de la superación de un siniestro: ser y no ser simultáneamente hijo de los adoptantes, ya que la discontinuidad biológica con sus padres deberá integrarse en un proceso de continuidad histórica.

La adopción permite la posibilidad de formar una familia que no se sustenta en la biología, por lo que a través de ella quedan involucrados, a lo largo de la vida, un niño, su familia adoptiva y los generadores de ese niño.

Cada uno de ellos debe ser cuidado y acompañado en la resolución de sus duelos y conflictos.

En el Hospital Municipal Dra. Carolina Tobar García, situado en la ciudad de Buenos Aires, Argentina, se ha organizado, desde 1984, en consultorios externos y actualmente en el servicio de prevención y acción comunitaria, un programa de adopción, que contempla los diferentes momentos de intervención preventiva y asistencial, dedicada a estas cuestiones, donde se ve de forma directa, o a través de supervisiones, el gran número de consultas por niños o adolescentes y familias con un vínculo adoptivo que presentan alguna sintomatología. Por lo que, desde lo que llamó *ética de la coherencia,* todo su equipo de trabajo considera la necesidad de actuar antes de que una situación patológica se instaure.

En su trabajo con adoptantes y adoptivos sostiene que:

— El niño adoptado que ocupa normalmente lugar de hijo, o sea, que fue convenientemente prohijado, no ofrece sintomatología peculiar, salvo un umbral más bajo en su tolerancia ante situaciones de separación.

- Las familias con hijos adoptivos están constituidas por cuatro miembros: padre, madre, hijo y el «fantasma de los padres carnales», que tendrá mayor o menor peso y generará o no patología según la elaboración por parte de la pareja de los motivos por los cuales adopta.
- La adopción es un modo peculiar y posible de integración de una familia cuyas diferencias y similitudes habrá que ir sorteando con el tiempo.
- Se considera que una familia nace cuando en el proyecto vital compartido de una pareja o en el proyecto vital de una persona aparece, como parte del mismo, el deseo de tener un hijo.
- Se puede decir, entonces, que un hijo nace en el espacio mental que una pareja o una persona crea cuando decide tenerlo. Es el hijo soñado, por el que deberán pasar un duelo, cuando se confronten con el hijo real.
- En la situación de adopción, es importante destacar que los adoptantes deberán dar lugar al hijo, o sea, incorporar al linaje familiar a un niño que no continúa su genética y promover la continuidad histórica, propia y del niño, a pesar de la discontinuidad biológica.

Su equipo clínico sostiene la hipótesis de que si se trabaja desde los primeros momentos de la constitución familiar se puede contribuir a la facilitación de la instalación del vínculo paterno filial y evitar que se produzca sintomatología.

Pensemos que, comunicar, es transmitir una noticia.

O sea que los padres adoptantes deben «avisar» a su hijo acerca de su «realidad biológica» (expresión textual en la ley de adopción) y, además, transmitirle, cederle su sentido de pertenencia a un linaje familiar.

Los adoptantes deberán aceptar la historia personal de ese niño, previa al encuentro con ellos, para poder transmitirle la historia y la cultura de sus propias familias.

Es relevante dar la misma información: qué se le dice al hijo adoptivo y cómo se habla acerca de su condición; cómo y qué se dice sobre el tema en el contexto inmediato: (familia extensa, vecinos), y también qué se silencia.

En la consulta, tenemos familias que vienen con sus hijos recién adoptados, y nosotros, al haber vivido ese proceso con ilusión, recibimos a sus bebés y charlamos un rato de cómo ha ido la experiencia y de cómo se sienten.

Carmen, mamá adoptante de un bebé de dos meses, dijo: «No es lo mismo adoptar chicos mayores cuando ya están hechos. Yo adopté a Alex cuando era un bebé; entonces, para mí es mío, lo siento *como natural*».

Carmen, hace uso de la palabra «*natural*» como sinónimo de parido, y aparece como revelador de lo que no está diciendo acerca de la adopción que, por oposición, quedaría como artificial o ficticia y que, en cambio, atribuye por proyección, a la adopción de niños mayores.

En el mismo sentido podemos considerar lo que me dijo otra mamá en relación al nombre de su hija.

La niña tiene como nombre en su documento de identidad Sabrina, igual que la brujita de la tele. Un dibujo animado donde Sabrina es una bruja adolescente pizpireta y novata. Es muy graciosa, buena y querida por el público infantil.

Pero Lucía, su madre adoptiva, al recibirla, la llamó Carolina. Dice: «A mí no me gusta ese nombre. Sabrina es nombre de bruja». Atribuye toda la significación negativa que socialmente tiene la expresión, bruja, para renegar de lo que su hija trae como parte de su historia.

Aquí tenemos la carga del nombre que es lo único que trae el niño como propio. Los nombres propios pueden ser un espacio de expresión y negociación de las relaciones de pertenencia y exclusión.

Nuestro psicólogo clínico de cabecera pudo ver cómo una niña adoptada a los cuatro años, y a quien se le había explicado muy poco acerca de su adopción, se presentaba como «Muriel con Muriel». De este modo, la pequeña expresaba un puente que une dos situaciones, dos momentos distintos de su historia que se actualizan conjuntamente. A medida que sus padres progresaban en su trabajo de reflexión pudo agregar el apellido, y pasó de ser Muriel a ser Muriel Martínez. Aceptar a sus padres hizo que ella pudiera presentarse como Muriel Martínez.

Así, Muriel puso un nombre al proceso gradual por el que atraviesa: nombra a la que fue y permanece con ella, como un yo otro, luego sigue siendo Muriel con Muriel, pero agrega el apellido señalando la pertenencia a un linaje, a una familia, hasta que puede afirmarse como un único Muriel, Muriel Martínez.

En otro caso, trabajó con otro matrimonio que adoptó a dos niños mayores, uno de cinco años y el otro de siete. Pudo observar y trabajar la manifestación de la ambivalencia.

La mamá decía: «Con ellos siempre estoy al límite y creo que ellos piensan que me quedo o me voy, como si me probaran a ver si les quiero a pesar de no ser míos». Es como si *aún* no fuesen suyos, con esa idea de que puede dar marcha atrás, en un momento dado, en la cabeza.

Ésa es una reacción que, aunque parezca que no, es muy común. La de *devolver* a los niños, sobre todo a los mayores.

Pero en reuniones posteriores pudieron modificar su discurso, expresando fuertemente el proceso de transformación del vínculo.

Dijeron: «Ya dejamos de ser Nuria y Alberto, una pareja que adoptó a dos chicos para ser mamá y papá, con todas nuestras normas y consecuencias».

Las intervenciones de profesionales de psicología permitieron actuar en el momento inicial en que comenzaban a aparecer disfunciones, lo que disminuyó la posibilidad de que éstas se cristalizaran en el surgimiento de síntomas. Esta propuesta se basa en la convicción de la conveniencia del trabajo desde los primeros momentos de la fundación de una familia adoptiva.

Es el momento en el que los adultos dejan de ser sólo hijos para pasar también a ser padres y, a través de la biología de otros, los generadores de su hijo, un hombre se convierte en padre y una mujer en madre para ser los progenitores de un niño/a y generar así un entramado familiar que sostenga a una criatura que fue un objeto cedido para que pueda ser un sólo y único sujeto.

Nada vale la ciencia, si no se convierte en conciencia.

CARLO DOSSI

5. SIGNOS PARA EVALUAR
LA MADUREZ DE TU BEBÉ DE 0 A 12 MESES

Los padres piden una visita a su doctor quiropráctico en cuanto la mamá ya puede manejarse con normalidad. La quiropráctica evaluará muy pronto cómo va el desarrollo de tu bebé.

En esa primera visita se realiza un examen neurológico del bebé, con todas las pruebas pertinentes, para examinarlo. También estaremos atentos al carácter que presente, si va comiendo bien, si está tranquilo o inquieto, para ayudarle. Le ajustaremos, si hay alguna desarmonía, y, poco a poco, se irá recuperando del estrés postural del embarazo y del parto.

Veremos al bebé recién nacido el primer mes cada semana para ir examinando su evolución. A partir de conseguir la armonía en su columna, y si no hay ninguna patología especial, se les recomienda una visita cada tres meses. En Europa la ciencia quiropráctica está completamente integrada en el núcleo familiar como médicos de familia.

Como llevarle periódicamente al dentista, es primordial para nuestros niños vigilar el correcto funcionamiento del sistema nervioso a través de su columna vertebral.

PRUEBAS Y AJUSTES PARA RESOLVER
SUS PRIMERAS SUBLUXACIONES

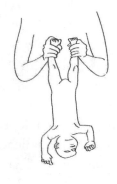

Suspendido por los pies, la cabeza debería permanecer sin rotación.

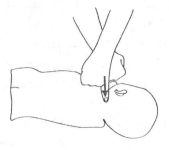

Sobre el costado.

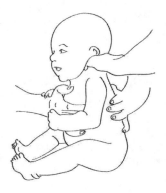

Sentado con ayuda de los papás.

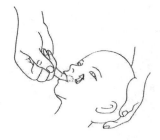

Una de las pruebas para evaluar la posición de los huesos craneales, en este caso, la del paladar.

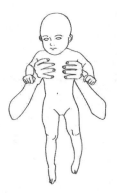

Evaluación de la posible disfunción de la pelvis.

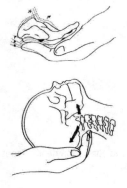

Evaluación de la posible disfunción cráneosacral.

EVALUACIÓN DE LOS RELEJOS

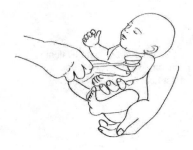

Bíceps.

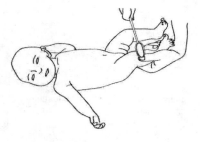

Cuadríceps.

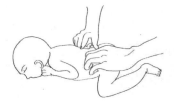

Evaluación de la movilidad sacroilíaca.

Además del seguimiento de sus subluxaciones vertebrales utilizando la técnica que ya he explicado, hay una serie de pequeñas pruebas que también puedes hacerle en casa para verificar que el desarrollo neuronal va bien.

De 0 a 3 meses tienes que ver si tiene los siguientes reflejos:
— Reflejo de búsqueda.
— Reflejo de succión.
— Si lleva sus manos a la boca.
— Reflejo de deglución.
— Fija la mirada en el rostro de la madre mientras lo amamanta.
— Sonrisa social.
— Emite sonidos (vocalización refleja).
— Vocaliza cuando se le habla o cuando escucha sonidos.
— Gorjeos.
— Responde a los sonidos.
— Explora sus manos.
— Levanta la cabeza en posición prona.

- Inhibe reflejos arcaicos.
- Inhibe reflejos tónicos.
- Balconeo.
- Inhibe reflejo de prensión palmar.
- Lleva las manos a la línea media.
- Sigue objeto 180º.

Desde los 4 a los 6 meses se debe tener en cuenta si:

- Se lleva objetos a la boca.
- Come papilla espesa con cuchara.
- Come solo una galletita.
- Sonríe frente al espejo.
- Coopera en juegos.
- Grita para llamar la atención.
- El lenguaje tiene repeticiones rítmicas (bababa).
- Localiza la fuente sonora con la vista.
- Explora objetos con sus manos y su boca.
- Rueda de boca abajo a boca arriba.
- Se mantiene sentado apoyado en sus manos durante un momentito breve.
- Sus manos están casi siempre abiertas. Prensión palmar en los objetos.

El seguimiento postparto de la madre (Test)

Las pacientes quiroprácticas habituales están deseando ajustarse, porque la columna cambia muchísimo durante los nueve meses del embarazo y el trabajo del parto y las noches sin dormir, las ha dejado agotadas.

Test para la madre

Nombre y apellido _____ Edad ___
Fecha de nacimiento _____ Ocupación _____
Enfermedades _____
Padre (nombre y apellido)_____ Edad ___
Ocupación habitual antes del parto _____
Hermanos (nombre) _____ Edad ___
Hermanos (nombre) _____ Edad ___
Hermanos (nombre) _____ Edad ___
Embarazo: (número de embarazos) _____
Deseados y/o aceptados _____
Tipo de vida durante el embarazo _____
Dificultades _____
_____
_____
_____

Parto: A término o no _____
Duración _____
Medicación _____
Vivencias _____
_____

Cuando lo viste por primera vez _____
Sensaciones de tus primeros días como mamá _____
_____
_____

Alimentación: pecho o biberón, motivos_____
_____

Con este test, les hacemos las pruebas y hablamos un poco de cómo se sienten, para que reflexionen acerca de su estado físico y emocional. Intentamos resolver los conflictos y les brindamos toda la información que necesiten, ya sea a nivel del bebé, cómo dar bien el pecho, cómo extraer la leche para que la producción sea mayor, o para ellas mismas, como cuándo retoman las relaciones sexuales, etcétera.

Las nuevas madres, y también las veteranas, aprecian este tipo de cuidado quiropráctico integral, y sobre todo el cariño que todos, tanto doctores como asistentes, ponemos en su acogida como nuevos miembros de la comunidad.

Como la mamá o el papá son partícipes del examen al bebé y nos tomamos el tiempo que necesiten, son visitas de evaluación vitalista.

Estímulos neurológicos tempranos para realizar en casa

La alimentación se debe realizar en un ambiente de calma, conservando el principio de intimidad entre madre e hijo.

— Observa la reacción de tu hijo cuando lo estás alimentando. Estimula la zona periférica de la boca con el pezón, tetina o dedo.

— Ejercita la succión por medio del chupete. Si no lo acepta no hay ningún problema, ya que lo hará con el pulgar.

— Cuando lo alimentes, ya sea dando el pecho o el biberón, míralo y él tendrá la mirada fija en ti. Ésta es una buena manera de estimular la comunicación.

- Respeta las horas en las que tu hijo debe dormir o descansar. Es más fácil ir al ritmo del bebé que querer que se adapte él a nuestro ritmo.
- Durante el día, proporciónale un sitio para dormir y descansar, pero con luz y los ruidos habituales de la casa.
- Por la noche, una luz suave y, poca charla en voz baja, empezará a estimular su noción de diferencia entre la noche y el día.
- Es bueno para el bebé estar en brazos, no sólo cuando le das de comer; tenlo a ratos contigo mientras le hablas. Se disfruta mucho.
- Como está expuesto a muchos estímulos internos y externos, puede sobresaltarse. Si llora no te preocupes, es su único modo de expresar lo que le pasa.
- Cuando le hables, hazlo de frente, para que el niño mire tu boca. Cuéntale lo que haces, si vamos a comer, si le estás tocando una manita o un pie. No importa que tu bebé no entienda lo que dices. Lo importante es que escuche tu voz y te mire mientras habla.
- Cántale, usa un tono y una forma dulce de hacerlo.
- Cualquier sonido que tu bebé emita, estornudo, tos, vocalizaciones, debes imitarlo, así lo repetirá nuevamente.
- Puedes hacer que emita vocales mediante cosquillas, por ejemplo.
- Hazle masajes.
- Estimula al bebé haciendo que sienta sensaciones opuestas, como frío y calor (biberones de agua y leche).
- Debe sentir lo suave y lo áspero en las manos o en los pies (algodón y cepillo de dientes).

— Dile que le quieres, que es hermoso y que te sientes orgullosa de él, así se fortalece tanto la autoestima como el sistema inmunológico.

Juguetes adecuados para que se entretengan y aprendan:

— Todo va directamente a la boca (instrumento de exploración).
— Juguetes causa-efecto; lo mueven o lo tocan y el objeto hace algo ¡qué interesante!
— Juegos de construcción ya que ayudan a coordinar el binomio ojo-mano.
— Libros de cuentos de tela para chupar las letras, de plástico para leer en el agua y de cartón para fijarse en los colores y en la textura, ya que ayudan a conocer el entorno y a fijar la atención cuando se los lees.
— Bloques de madera, que se pueden chupar, amontonar, caer y volver a montar. Es un excelente ejercicio para visualizar el juego.
— Las cajas rusas, puesto que le encanta poner un cubo dentro de otro. Empieza a darse cuenta de que no todo encaja de la misma forma y que hay que tener alguna estrategia para que entren. Potencian su curiosidad.
— Colores, pues les encantan los garabatos que salen directamente del lápiz ¡no pueden creerse que tengan tanto talento!
— Jugar a esconder la cara debajo de un paño y hacerle reír cuando apareces y desapareces.
— La risa es importante. Se liberan tensiones, se expresa la felicidad compartida y se potencia el sistema inmunitario.

El arte de la medicina consiste en entretener al paciente, mientras la naturaleza cura la enfermedad.

VOLTAIRE

6. EL PEDIATRA MULTIDISCIPLINAR, NUESTRO ÁNGEL DE LA GUARDA

Como el pediatra se va a convertir en el profesional más importante en la cuestión del cuidado del bebé, es de vital importancia contar con uno que tenga conocimientos y, sobre todo, miras amplias. A poder ser con varias carreras, la de pediatría y licenciado en homeopatía. Un pediatra con el que se pueda debatir, preguntar e incluso discrepar sin que nos haga parecer estúpidos. Porque a la gran mayoría de los padres, sobre todo los primerizos, a cada pregunta que hacemos en la visita mientras trabaja con el bebé, el pediatra mira con extrañeza, como si no entendiéramos.

Un pediatra nunca debe subestimar a los padres.

Tu instinto prevalece siempre; el profesional, en cualquier caso, está ahí para ponerse al servicio de los pacientes. O al menos eso sería lo recomendable, no está ahí para hacerte sentir su autoridad y la inmutabilidad de ciertos conceptos tan obsoletos y caducos como que la salud viene de fuera hacia adentro.

La salud viene de dentro hacia fuera.

La salud se cultiva de dentro hacia fuera

La inmunidad innata o inespecífica es una respuesta fundamental que se pone en funcionamiento con el propio contacto de los gérmenes, que desempeña un papel de contención.

Utiliza dos mecanismos. Uno, producción de sustancias moduladoras por parte de la microflora, como son las lisozimas, los antibióticos, las toxinas, los interferones y diversos inmunoestimulantes, todas ellas encaminadas a controlar la actividad de los gérmenes emergentes.

El otro mecanismo de secreción de sustancias reguladoras por parte del huésped: a través de las mucosas, el epitelio, la piel, el moco, el colágeno, las diversas secreciones corporales, las células limpiadoras (fagocitarias), la inflamación y la fiebre, el organismo crea diferentes barreras de protección. Tanto la inflamación como la fiebre son mecanismos que tienen como objetivo aislar al microbio emergente e incrementar la respuesta inmunitaria.

La inmunidad adaptativa o específica es la segunda línea que se activa cuando la barrera inespecífica ha sido superada. En estos casos, el huésped elabora una reacción específica para controlar a cada uno de los microbios. Este sistema adaptativo puede guardar memoria de germen, de forma que si éste vuelve a presentarse sea reconocido inmediatamente. Enfermedades tales como el sarampión, las paperas, la rubéola y la difteria dan lugar a una larga inmunidad. En esta acción, el organismo utiliza como mediadores a los leucocitos (células blancas), especialmente los linfocitos B y T. Éstos, con su capacidad secretora, ponen en circulación ciertas sustancias proteínicas, que son las inmunoglobinas o anticuerpos y las linfocinas.

La respuesta específica necesita cierto tiempo para desarrollar sus funciones.

Ya desde el cuarto mes de vida intrauterina, el feto comienza a producir anticuerpos (M y A) y en el primer año de vida ya presenta cantidades muy apreciables de los mismos. Por otra parte, los anticuerpos G del feto y del recién nacido proceden de la madre y la cantidad de los mismos ya es considerable en los primeros doce meses de vida.

El funcionamiento de la inmunidad

El sistema inmunitario actúa de manera integrada, es decir, los dos tipos de respuestas mencionadas no se ponen en marcha de manera independiente, sino conjuntamente. Cuando el antígeno, aquello reconocido como extraño, supera los filtros naturales, enseguida entra en marcha la defensa. Esto, al mismo tiempo, pone en marcha a los fagocitos para que realicen correctamente su función limpiadora. Este sistema inmunitario actúa solo y agradece muchísimo la ayuda de todos los mecanismos de coagulación que le brinda el organismo para limitar la extensión y la diseminación de ciertos microbios. Descanso, ajustes quiroprácticos para estimular el buen funcionamiento del sistema inmune y vitaminas que aumenten nuestras defensas sería lo más recomendable en esta etapa.

Sin embargo, no todo es favorable en el dinamismo de la inmunidad específica. Esta reacción adaptativa, sumamente sensible, puede presentar reacciones colaterales in-

cómodas o de hipersensibilidad, como las alérgicas, auto-
inmunes y sensibilizantes tardías.

Para poder prever estas reacciones, hemos de pensar que
cada uno de nosotros tiene una constitución o tipología
que condiciona la respuesta. Es lo que llamamos el carné
de identidad biológico. Toda esa capacidad de respuesta
con la que contamos constituye la inmunidad natural, que
nos protege y nos ayuda a las adaptaciones continuas de la
vida. Es nuestra defensa ante la presencia de nuevos gérmenes, nuevos contactos. Y siempre que nuestro terreno esté
en condiciones óptimas, tendremos una buena capacidad
de reaccionar.

Cuidar a tus hijos y al resto de la familia de forma integral

La conocida doctora en pediatría y homeopatía Lúa Catalá
me ha ayudado a entender a lo largo de nuestra colaboración cómo debo proteger y potenciar la salud de los niños, y
siempre recomiendo a los pacientes de nuestra consulta que
vayan a verla para tener una segunda opinión, en caso de
duda, para acompañarlos a lo largo de su trayectoria vital.

La realidad de la enfermedad. Los pacientes vienen
enfermos hasta nosotros... pero si la quiropráctica tiene
como principio la filosofía de encontrar el origen de la dolencia para «arreglar» la consecuencia (vuestro dolor), es un
deber ético acompañar al paciente a nivel físico, nutricio-
nal y emocional. Quiero decir que cada doctor utiliza su
propio método y criterio, pero en nuestra consulta hemos
logrado tener un centro de cuidado familiar. No se basa en

proponer tratamientos específicos para una dolencia concreta, sino de cuidado. Es la filosofía del *chiropractic care,* cuidado quiropráctico, para así poder acompañarte en las diferentes etapas de tu vida optimizando al máximo tu salud.

Por ejemplo, si estás en una etapa muy estresante, el cortisol tiene la función de dar órdenes a las células del sistema inmunitario para que éste disminuya la respuesta inmunitaria con el fin de que la energía corporal se concentre en la crisis que se ha presentado. Si el estrés es temporal, la situación para tu cuerpo será tolerable. Pero si la situación de estrés se convierte en crónica y no se resuelve tan rápidamente como ocurre, por ejemplo, con ciertos problemas emocionales, de pareja, de familia, o cuando una persona sufre una aflicción crónica, la producción continuada de cortisol puede ejercer un importante impacto sobre el sistema inmunitario. Puede, por ejemplo, influir para que los glóbulos blancos cesen de desplazarse por todo el cuerpo, acabar con los linfocitos e impedir que se formen de nuevos, inhibir la producción de todas las células citotóxicas naturales y también las de citocinas, todos estos elementos son importantes en el proceso inmunitario. Esta depresión del sistema inmunitario puede quizás, explicar el aumento masivo de tumores cancerosos en ratones sujetos a un estrés prolongado, si los comparamos con ratones que no están, estresados (estudios Riley, 1975; Visintainer y cols. 1982).

Esto ilustra muy bien uno de los principios básicos de la homeopatía y, a mi parecer, de cualquier método holístico. La llamada *totalidad sintomática* o el enfoque de un paciente desde la globalidad, consiste en considerar todos los aspectos que afectan e influyen en la persona, su cuerpo físico, su alma, su mente, su familia y su entorno. Y en estas influencias querría destacar un aspecto que ha ido tomando relevancia para ella en su práctica médica. Este aspecto es la influencia enorme que ejerce la educación en las ideas que transmiten los padres, en primera instancia, y por tanto, las que hacen más mella en el subconsciente del niño, pero también a aquellas que recibe desde la escuela o desde la sociedad en general. Algunas de dichas ideas, según mi modo de ver, bloquean o merman la confianza que toda persona debería tener de su propia capacidad autocurativa. El niño aprende costumbres, hábitos o actitudes que le van a hacer enfermar y que le hacen creer que no será capaz de curarse si no toma ciertos medicamentos. Ya sea porque el niño ya ha aprendido estas ideas o porque el subconsciente de los padres actúa en conjunción con su hijo, muchas veces, la dificultad para vencer una enfermedad reside en las propias creencias («si vas descalzo te resfriarás», «tápate los oídos si no quieres tener otitis», «si empieza con esta tos, seguro que le bajará al pecho», «si tiene fiebre alta, hay que bajársela, si no puede afectarle al cerebro»). Todas estas órdenes o creencias entran en el subconsciente del niño, como ya están bien instauradas en sus padres, que, a su vez, tomaron esta actitud de sus padres, creando unos «dogmas» familiares respecto a la salud. Para ellos, dichas creencias son ciertas y se convierten en una realidad. El niño se resfría de verdad o padece una otitis, cosa que no hace más que reforzar la creencia en estas ideas. El privilegio de ver desde fuera, objetivamente, todas estas actitudes es que puedes entender y asociar que las creencias que tienen y transmiten unos padres, tan diferentes a las de otros, también se corresponden con resultados muy distintos. El niño al que nunca le han dicho «si vas descalzo te resfriarás» no se resfría al ir descalzo. El miedo a que algo ocurra es una forma clara de llamar la atención y atraer dicho fenómeno.

Así que tendríamos que incidir sobre este hecho si se quiere transmitir honestamente lo que la doctora Lúa concluye a través de su experiencia médica y, por qué no decirlo, madre, al igual que yo, de tres hijos. La intención es resaltar la importancia de tomar conciencia de qué ideas transmitimos como padres respecto a la salud y, a partir de aquí, averiguar de dónde nos vienen a nosotros esas creencias, si las hemos pasado por el tamiz de nuestra capacidad de discernimiento y de autocrítica o simplemente las hemos aceptado sin más.

Las bases del pediatra homeópata

La homeopatía es un método terapéutico que descubrió hace dos siglos un médico alemán llamado Hahnemann. El término *homeopatía* expresa uno de los pilares básicos de este método, el de la similitud (*homoios*, «igual» o «similar» y *pathos*, «sufrimiento» o «enfermedad»). Esto es, tratar una enfermedad con una sustancia que produce los mismos síntomas si se la administramos a una persona sana. Hay miles de experimentos realizados con personas sanas con las sustancias con las que se elabora el medicamento homeopático. Se administra dicho medicamento y se anotan, de forma rigurosa e imparcial, todos los síntomas físicos y mentales, objetivos o subjetivos, que ha experimentado aquel individuo. Esto constituye la gran base de datos de la homeopatía, en la que se basa el médico homeópata para prescribir.

Otra de las bases de la homeopatía es que las sustancias administradas se han diluido de forma infinitesimal. Una materia prima, por ejemplo, una planta, se tritura y después se va diluyendo el agua y agitando sucesivamente hasta llegar a un punto en que ya no queda ninguna molécula de la materia inicial, que se ha convertido en energía impregnada en la memoria del agua. Es esta agua, «cargada» de la memoria de aquella sustancia con la cual se impregnan los glóbulos o gránulos, la que actúa sobre la fuerza vital del organismo, transmitiendo una información que hará que los propios mecanismos de defensa desencadenen el proceso curativo.

Otra característica importante en la aplicación de la homeopatía es la individualización. El médico homeópata se basa en los síntomas del paciente para encontrar el remedio que mejor se adapta a aquel individuo. Los síntomas que son comunes, como la fiebre, los mocos, la tos o unas amígdalas inflamadas, no nos aportan mucha información para encontrar el remedio para el paciente en concreto. En cambio, nos ayudará saber que aquel niño tiene mucha hambre con la fiebre, que tiene un pie caliente y el otro frío o que siempre empeora a las tres de la madrugada.

La totalidad sintomática, el cuarto pilar de este método, significa que tenemos en cuenta todos los síntomas del paciente, es decir, los síntomas físicos, los mentales y los emocionales, así como las aversiones alimentarias, el tipo de piel… o los antecedentes familiares.

Nos ayuda saber los síntomas de los padres y, sobre todo, de la madre durante el embarazo para hacernos una idea de cuáles son las cargas hereditarias que tiene un paciente.

Desde el punto de vista homeopático, quiropráctico y psicológico, hay que tener en cuenta el terreno y la herencia. A través de los antecedentes familiares, nos haremos una idea de cuál es el terreno o la predisposición a enfermar de un paciente. A veces, un pequeño síntoma considerado sin importancia, por ejemplo, durante el embarazo de la madre, o algún antecedente familiar, son suficientes para que se le prescriba un remedio de fondo, que mejore su terreno, su fuerza vital y su sistema inmunológico. En cambio, no lo será que tratar enfermedades agudas o banales como resfriados, diarreas de corta evolución y poca gravedad o erupciones en la piel, que sólo necesitan medidas de apoyo, como algún mucolítico natural, dieta, hidratación… Tampoco requerirán tratamiento, la mayor parte de las veces, las crisis de descarga o limpieza que pone en marcha el organismo.

Cuando se prescribe un tratamiento homeopático de fondo, estamos «sacando» fuera esta enfermedad en potencia y limpiando aquel terreno. Y los ajustes regulares al bebé, al niño y al adulto estimulan la capacidad del sistema inmunológico para captar esa respuesta, lo que aumenta su fuerza vital.

La fuerza vital es aquella energía que habita y anima a cualquier ser vivo, que es el verdadero médico o sanadora de cada persona. En quiropráctica a esa fuerza vital la llamamos el poder de autocuración *innata* que habita y anima a cualquier ser vivo y que es el verdadero médico o sanadora de cada persona.

Así que, si estamos enfermos a menudo, con esta combinación de cuidados, fortalecerás la salud de tu hijo, porque le hará más adaptable a su entorno, y su capacidad de recuperación será mucho más grande.

Ayudar a crear más salud

Hablemos de la fiebre.

La fiebre, uno de los caballos de batalla para los padres, es un aspecto de la enfermedad, sobre todo en los niños, que quiero comentar por incidir directamente en dicha fuerza vital. A través de largas conversaciones con la doctora Lúa, he aprendido y complementado mis conocimientos de salud en el ámbito homeopático, que coincide con mi visión quiropráctica de la salud.

La temida fiebre no es más que un mecanismo que pone en marcha nuestro organismo para ayudar a superar una enfermedad. Y de nuevo, las creencias impuestas, muchas veces por los mismos médicos, han sembrado el miedo y han empujado a médicos y pacientes a frenar este mecanismo natural, de manera que hoy en día es una práctica habitual administrar antitérmicos cada 4 o 6 horas para evitar que ésta suba. También nos parece normal administrar un antiinflamatorio con tantas contraindicaciones y efectos secundarios como el ibuprofeno, o el paracetamol, para hacer desaparecer la fiebre, intoxicando químicamente a un organismo que ya se encuentra vulnerable debido a la enfermedad. La fiebre es un mecanismo de defensa que actúa para que todo el organismo comience a trabajar para salir de la crisis. Existe la creencia de que no hay que dejar subir la fiebre y de que, si no intervenimos, ésta seguirá subiendo sin detenerse. ¿Hasta cuánto... quizás hasta 41º? El cuerpo tiene un termostato y detiene la subida de la temperatura, generalmente entre 40 y 41º. Es normal, por otro lado, que una persona con fiebre alta esté decaída, somnolienta, con respiración y latidos cardíacos más rápidos, con sudor, frío, escalofríos y, a veces, delirio. Forma parte del síndrome febril y no hay que tenerle miedo. Incluso las famosas convulsiones febriles son una descarga, seguramente necesaria, para esos pacientes. Nunca dejan secuelas ni dañan, aunque asustan, según la doctora.

Así que los tan utilizados antitérmicos generalmente frenan estos procesos naturales y lo único que hacemos es dificultar el trabajo del organismo, con lo cual alargamos o complicamos la enfermedad. Si no interferimos en la fiebre veremos cómo las enfermedades son mucho más breves y acaban mejor. Siempre puede haber alguna excepción, pero sólo si la fiebre está motivada por algo de por sí grave: una encefalitis, meningitis... nunca es al revés. La fiebre es sólo un síntoma y lo que puede o no ser grave es la *causa* de la fiebre. Relataré la primera experiencia con la fiebre con mi primera hija. Remarco lo de primera, porque es importante para mí. Ahora soy estudiante en la especialidad de quiropráctica pediátrica y madre de familia numerosa y veo las cosas desde otro punto de vista. Pero en ese momento yo era una madre más.

Recuerdo que mi hija Bárbara a los 6 años ya había probado todos los antibióticos del mundo cada quince días, por amigdalitis de repetición. Iba al colegio, se resfriaba, inmediatamente se le inflamaban las anginas y el pediatra de la seguridad social, recetaba otro antibiótico, a ver si funcionaba. Ni vitaminas, ni reforzantes inmunológicos… ¡Nada más que antibióticos!

Al comentarlo con mi doctor quiropráctico, me aconsejó que no le bajara la fiebre con antitérmicos y que dejara que su sistema inmunitario trabajara. Que cada grado suplementario de fiebre hace el sistema inmune un 15 % más efectivo para luchar contra los agentes patógenos. Y, sobre todo, que su cuerpo «recordaría» esta infección, y la haría más fuerte. Entre sorprendida e incrédula me fui a casa con un frasco de paracetamol en el bolso (por si acaso) y me pasé la noche entera con pañitos de agua fresca, dándole mucha agua para beber, vigilando su fiebre… Empecé a asustarme: 38, 39, 40, 41… pensé que era una mala madre y que si iba a cualquier pediatra con una lesión cerebral por culpa de no haberle bajado la fiebre, ¿cómo podía justificar algo así?

Afortunadamente, los doctores en quiropráctica son especialistas del sistema nervioso y saben dar acertados consejos y también los remedios homeopáticos de su pediatra, facilitados según su receta.

Después de pasar esa noche sin dormir vigilando la fiebre de Bárbara, al día siguiente estaba muy cansada. Durmió todo el día, tomó caldo vegetal, y durmió muchísimo.

Al tercer día, se levantó un palmo más alta y sin dolor de anginas, cuando lo habitual era una semana con toda la medicación posible. Fue a la escuela, siguió el invierno, el verano, el otoño…

Tal y como el doctor quiropráctico y la pediatra homeópata me habían explicado con mucho sentido común y sin alarmismos, al dejar que le subiera la fiebre, ésta había cumplido su misión: luchar y, durante ese proceso, había conseguido que ella se inmunizara de manera natural.

Hoy tiene 18 años. Nunca más ha tenido anginas como las que tuvo.

*La ciencia sería realmente útil si buscara despojar
las cosas de las apariencias para llegar a la esencia.*

C. MARX

7. LA VACUNACIÓN

El doctor Xavier Uriarte es licenciado en medicina, con un postgrado en salud pública y un máster en medicina naturista, además de coordinador en el European Forum on Vaccine Vigilance, profesor y coordinador de los cursos de posgrado en la Fundación Bosch y Gimpera de la Universidad de Barcelona y coordinador de la prestigiosa revista *Natura Medicatrix*.

A lo largo de la vida, el doctor Uriarte y yo hemos colaborado en casos complicados: Alzheimer, cáncer... pero sobre todo me ha dejado participar en el resultado de los estudios concluyentes a los que se han llegado desde el European Forum on Vaccine Vigilance.

Pero una cosa es verdad: cuanto más sabes en medicina, menos medicación tomas. Las estadísticas son las que cuentan para saber si un medicamento funciona... pero la profesión médica debería plantearse un serio debate: ¿están contentos de cómo funcionan las cosas? ¿Se puede hacer algo para volver a tener tiempo para beneficio del paciente?

Mi creencia más firme en la vida es que la información nos hace libres. Y nunca os llegan los expedientes con los crudos resultados que tienen las comisiones de investigación como la del doctor Xavier Uriarte.

Aquí, me voy a limitar a describir los componentes de las vacunas actuales y sus efectos sobre el sistema neurológico y dar conocimiento de las rigurosas investigaciones de Xavier Uriarte, para que podáis buscar la información necesaria antes de vacunar o seguir vacunando a vuestros hijos.

El proceso de fabricación de una vacuna

En una primera etapa, debido a los escasos conocimientos sobre los virus y sus métodos de cultivo, se emplearon vacunas vivas, como las antivariólica y la antirrábica. Más adelante, en la década de 1930, con la puesta en marcha de las técnicas de cultivo, los virus en huevo, embriones y células animales, llega la era de las vacunas muertas del tipo de la antigripal y antipolio.

En la actualidad se emplean ambas, si bien las vivas siguen siendo más eficaces, así como más fáciles de preparar. Sin embargo, el mayor problema que plantean estas últimas es su falta de inocuidad, es decir, el hecho de que pueden producir una enfermedad infecciosa grave en los vacunados. Por otra parte, el mayor inconveniente de las vacunas muertas está relacionado con la eficacia de las mismas, es decir, con el hecho de que garanticen el efecto deseado. Esto se consigue mediante la selección y la estabilización del virus, la disminución de la capacidad de transmisión natural y la comprobación de que no está contaminada por otros virus.

La selección del virus se ha venido realizando de manera sistemática y de forma empírica por el paso continuo de huevos a embriones y de cultivos celulares de monos y humanos. Estos cultivos pueden generar mutaciones importantes en la estructura viral, especialmente si se combinan con tejidos contaminados; el peligro reside en la imposibilidad de control de la virulencia posterior del microorganismo.

La temperatura también influye en la actividad del virus. A menor temperatura, menor dinamismo de éste, mientras que cuando la temperatura aumenta, el virus desarrolla mayor actividad. En la conservación de las vacunas, cualquier fallo de la cadena de frío puede hacer que la actividad del virus resulte alterada. A pesar de la importancia que tiene una óptima conservación en un medicamento vivo de estas características, hay que decir que entre algunos profesionales de la salud aún existe el convencimiento de que un cambio en las condiciones de conservación de las vacunas no altera la composición de las mismas.

Hace algunos años, en el virus muerto se llevaba a cabo la inactivación del virus vivo mediante calor, formol, B-Propiolactona. Pero este método difícilmente ofrecía seguridad. En la década de 1960 se retira la B-Propiolactona del proceso de manipulación porque se descubre su capacidad cancerígena. La estabilización se lleva a cabo una vez escogida la cepa: viral o muerta. Consiste en mantener la inactivación o atenuación de efectos en los seres vivos. Se realiza a través de complejos, caros y difíciles controles, debido a que el virus puede recobrar total o parcialmente la virulencia.

En 1995 se retiraron del mercado diferentes partidas de la triple vírica por observarse la presencia de retrovirus (virus cancerígenos) en dicha vacuna.

La difusión del virus

Otro tema que presentan las cepas vacunales es su posible transmisión a otras personas y la consiguiente propagación a la población. Si bien en algunos casos la propagación de virus vacunales podría ser deseable, ya que produciría la inmunización artificial de la población, en otros casos constituiría un grave peligro de contagio, como sucede con la rubéola, el sarampión, la polio (oral), la hepatitis, la gripe, etcétera.

Los derivados mercuriales

El mercurio (Hg, del latín *hydragyum*, que significa «plata fluida») es un mineral conocido en la antigüedad ya en 300 a. C. Se encuentra en la naturaleza frecuentemente en forma de cinabrio. No forma parte del organismo. Es altamente tóxico y tiene un marcado tropismo por las estructuras linfoides, cerebrales y renales.

A pequeñas dosis puede producir ligeros trastornos nerviosos cerebrales, lo que se denomina *síndrome cerebral menor* (trastornos en la comunicación, alteraciones del sueño, irritabilidad y cambios de personalidad).

En medianas-altas dosis, produce lesiones neurológicas de tipo cerebeloso, distónico y alucinatorio. Puede dañar gravemente el riñón, e incluso disparar las reacciones inmunitarias de tipo alérgicas, inmunitaria retardada idéntica a la respuesta al BCG (bacilo de la tuberculosis) y/o autoinmune.

Está presente en empastes dentales, termómetros (ya ha empezado la campaña de retirada hasta de los domicilios), en amalgamas industriales, en las pinturas, baterías, pilas, papel, en las lámparas, en los fluorescentes, en los pesticidas orfanomercuriales, en los antisépticos y en las vacunas.

Entre las vacunas que contienen el derivado mercurial destacaremos la de la hepatitis B, tos ferina, difteria, tétanos y meningitis. En el mes de julio de 2000, la Agencia Europea de evolución de los medicamentos prohibió la fabricación de medicación que contuviera derivados mercuriales ante la observación de frecuentes efectos secundarios.

En la actualidad no se han retirado de la farmacia todos los compuestos que contengan mercurio.

Las sales de aluminio y las sustancias adyuvantes

Es un metal muy ligero y fuertemente astringente. Es el más abundante de la naturaleza y se extrae de la arcilla del feldespato, de la mica, del zafiro, del rubí, de la esmeralda y de la turquesa. En los alimentos se encuentra en la cebolla, la patata y las cerezas, entre otros.

Se utiliza en la fabricación de los automóviles, los trenes, los aviones, las cámaras fotográficas, en la cocina, en los aparatos de hemodiálisis y en la fabricación de medicamentos antiácidos y vacunas.

Forma parte del organismo y su presencia oscila entre 50-100 mg. Las necesidades diarias rondan entre 10-12 mg. Actualmente nos situamos en una dosis diaria entre 20-50 mg, que es una cantidad cuatro veces superior a la que tolera nuestro organismo.

Este metal muestra un tropismo por estructuras neurológicas, cartilaginosas, pulmonares y mitocondriales, ser un desencadenante de la neumoconiosis (enfermedad pulmonar) por aluminosis, de la esclerosis en placas y de la fatiga crónica.

Se utiliza en la fabricación de las vacunas, en forma de fosfato de aluminio, para prolongar la liberación del antígeno, para incrementar la respuesta inmunitaria y para reducir la reacción local por la inoculación. Puede interferir en la respuesta inmunitaria específica y, concretamente, en la producción de linfocitos T.

Es un producto que se utilizó desde 1923 hasta el final de la década de 1990.

Últimamente se ha observado una nueva enfermedad muscular discapacitante de tipo inmunitario e inflamatoria (miofascitis con macrófagos) producida por la inoculación de vacunas que contienen sales de aluminio.

Esta miopatía se muestra en forma de fatiga, cansancio, fiebre, mialgia con pérdida y destrucción progresiva de las fibras musculares a partir de las 3-4 primeras semanas de haber recibido algunas de las vacunas que contienen sales de aluminio. Puede tener una larga duración y conducir al agotamiento del organismo.

En un estudio realizado en Francia, se observó que el 98 % de los pacientes que sufrían esta enfermedad muscular y a los que se les realizó una biopsia, se les había administrado al menos una vacuna con hidróxido de aluminio en los últimos diez años.

El hidróxido de aluminio está presente en cantidades importantes, aproximadamente unos 10 mg. En las vacunas de la DTP, de la tos ferina a celular, en las de hepatitis A-B en las de la meningitis C.

Se puede acumular progresivamente en las estructuras nerviosas hasta desencadenar procesos neurológicos desmielinizantes tipo esclerosis en placas o trastornos de la conducta.

También se están observando alteraciones neurológicas importantes relacionadas con la acción sinérgica de niveles de plomo, de aluminio, de mercurio, de arsénico y de organofosforados.

ADEPA, la asociación «el defensor del paciente», ha solicitado a la ministra de sanidad la retirada de las vacunas con derivados mercuriales por ser parte en la génesis del autismo.

La constitución, la tipología del niño y los grupos sanguíneos

En la actualidad, tenemos constancia de dos fenómenos biológicos relacionados con los antecedentes familiares personales y con la tendencia individual. El primero es el que denominaremos terreno reactivo y alérgico (muy sensible). Desde hace ya algunas décadas se viene anunciando la importancia de los antecedentes familiares en la interacción con los estímulos propios del medio. Se sabe que la presencia de ciertas sustancias sensibilizantes como metales, leche de vaca y humanizada, contaminantes, fármacos, virus y otros pueden desencadenar, en un organismo ya sensibilizado, gran variedad de reacciones de tipo alérgico. En esta situación, si se analizase la sangre, en muchos casos se observarían altas cantidades de Ac.E (anticuerpos de la alergia). Las manifestaciones más frecuentes que se presentan son congestión nasal, laringitis y ahogos, asma, complicaciones pulmonares, choque anafiláctico, intolerancia a ciertos alimentos, diarreas, eczemas, urticarias y otras alteraciones cutáneas. Estos síntomas pueden mostrarse ya desde la primera inoculación o bien a lo largo de los años y de las sucesivas inmunizaciones.

En la década de 1990, en los países industriales se empezó a observar la existencia, tanto en la población infantil como en la adulta y la anciana, de un número cada vez mayor de manifestaciones corporales y mentales, de larga duración y de compleja clasificación, a las que se denominó *síndrome de fatiga crónica*, o *distrés social* (SFC). Esta situación se caracteriza por la presencia de cansancio o astenia, como signo principal y por unos síntomas secundarios de depresión, fiebre, infecciones de repetición, alteraciones del sueño, falta de apetito o anorexia y dolor muscular.

Este estado puede provocar modificaciones evidentes en la respuesta inmunitaria y en la interacción con la vacuna. Entre las variaciones inmunitarias que pueden producirse destacaremos la reducción de la capacidad fagocitaria de las células del cuerpo, la disminución en la capacidad de fabricación de los anticuerpos y una marcada alteración de los linfocitos.

Tipos de reacciones

La interacción de la vacuna en el organismo puede desencadenar manifestaciones inespecíficas y específicas.

RELACIÓN DE VACUNAS, TROPISMOS Y ENFERMEDADES

Vacuna	Órgano afectado	Enfermedad que genera
Paperas	páncreas	diabetes
Sarampión	neuritis	hipoacusia o sordera
	encéfalo	encefalitis
	digestivo	úlcera
Rubéola	artritis	reumatismo
	digestivo	úlcera
Difteria	riñón	insuficiencia renal
Hepatitis	desmielinización	parálisis
Polio	encéfalo	muerte súbita L.
Tos ferina	encéfalo	muerte súbita L.
Tétanos	neuritis	ambliopía o ceguera
Meningococo	meninges	meningitis
F. amarilla	meninges	meningitis
Gripe	médula	parálisis
Polio	médula	parálisis
Neumococo	respiratorio	neumonías, resfriados
Papiloma	En estudio	En estudio

La vacuna del papiloma humano está en pruebas y no se sabrán sus efectos adversos hasta pasadas una generación de niñas vacunadas. A nivel personal, después de leer las pruebas efectuadas, me parece que se deben estudiar los efectos secundarios, no solamente a corto plazo, sino los efectos que producirán en la zona la modificación de ese equilibrio a largo plazo. Porque no se han hecho con suficiente tiempo, y yo, por ejemplo, me negaré a que la industria farmacéutica experimente con mi hija. Vemos informes todos los meses. Y decido no vacunar. Es *mi* opción. No tiene por qué ser la tuya.

Como recomendación general, sí que té diré que ante cualquier síntoma anterior a la situación de vacunación es oportuno suspender el calendario vacunal, siempre contando con la opinión de vuestro pediatra habitual y la de un pediatra homeópata, aunque sea para conseguir una segunda opinión. Para que podáis valorar con ecuanimidad la situación.

Efectos neurológicos de las vacunas

Entre los más conocidos y frecuentes destacaremos la encefalitis (inflamación del cerebro) y las encefalopatías, la meningitis (inflamación de las membranas del cerebro), la mielitis (inflamación de la médula espinal), las neuritis (inflamación de los nervios), óptica y auditiva, la vagotonía posvacunal, las convulsiones y la epilepsia, el síndrome de West, los cambios de conducta, la fatiga crónica y la muerte súbita del lactante. No olvidemos que la muerte súbita también puede producirse en adultos y que puede estar desencadenada por alguna de estas tres vacunas, como la de la hepatitis B, la antigripal y la triple vírica.

Actualmente, la aplicación masiva de las vacunas de la tos ferina, la polio, la gripe, la meningitis, el sarampión, las paperas, la rabia y la viruela se pueden relacionar con el desencadenamiento de lesiones centrales denominadas encefalopatías. Como el autismo y la fatiga crónica.

Si vamos más lejos, ya desde la década de 1950, en EE.UU., se han relacionado el autismo y los cambios de personalidad TDA con las vacunaciones. Fue en el verano de 1999, cuando tras la publicación en la revista *The Lancet,* de la relación entre la triple vírica, autismo y colitis, la comunidad científica comenzó a reflexionar sobre el tema. Las alteraciones en la coordinación y la conducta un año y medio después de suceder dichos cambios, acaban diagnosticándose como autismo. Actualmente se acepta que el 10 % de los casos de autismo puede estar relacionado con la utilización masiva de las vacunas combinadas, conjugadas y en cuya composición exista la presencia de derivados mercuriales y de sales de aluminio.

Según los estudios realizados por EFVV, estas alteraciones supondrían un 50 % del total de las lesiones posvacunales padecidas por la población. Generarían grandes y severas complicaciones de evolución, con importantes retrasos en el proceso madurativo. Los efectos alérgicos son los más conocidos. Suponen un 30 % del total de las alteraciones posvacunales.

En el año 1997 se constituyó el European Forum de la Vigilancia sobre las Vacunas (EFVV) formado por los siguientes países: España, Francia, Gran Bretaña, Alemania,

Luxemburgo, Italia, Suiza, Holanda e Israel. Cada año, en el mes de julio, durante dos días, se lleva a cabo la reunión de trabajo internacional en la población francesa de Yenne. El EFVV se ha marcado cuatro líneas de actuación. Primero elaborar y presentar el informe en el parlamento europeo. Segundo, seguir preparando las conferencias internacionales en Barcelona, o Ámsterdam en los meses de junio. Tercero, crear un fórum internacional de intercambio y de investigación sobre los efectos secundarios de las vacunas. Cuarto, hacer público anualmente un manifiesto crítico con las vacunaciones masivas y recoger todos los casos presentados. En el último fórum europeo y en vista de las pruebas presentadas se sacaron las siguientes conclusiones:

La vacunación actualmente en Europa es un tema discutible. En cualquier caso, está fuera de lugar inocular más de un virus cada vez. En el plan actual se inoculan dos, tres, cuatro, cinco y hasta seis virus al unísono, en los niños. No deberíamos seguir ignorando la evidencia de la existencia de los efectos secundarios. Por ello desde la EFVV se constata que:

— Es útil y necesario seguir con la línea de investigación de los efectos adversos sobre las vacunas.
— Se informa de manera insuficiente a los padres sobre los efectos de las vacunas.
— Existe una relación clara entre las vacunas combinadas y el autismo y la hiperactividad.
— A ser posible, no inocular dos vacunas juntas.
— La vacunación es un acto médico, personal y no obligatorio, la conciencia «vacunalista» respecto a los

países desfavorecidos no es del todo correcta. Proporcionar a los países del tercer mundo una correcta alimentación, condiciones higiénicas como agua potable y otros recursos como tenemos en Europa es la auténtica prevención, para construir un mundo más justo, sostenible y solidario.

Preguntas más frecuentes relacionadas con la vacunación

Tengo un niño de 20 meses al que no he vacunado, ni pienso hacerlo. Si lo llevase a una guardería ¿correría algún riesgo de contagio por parte de otros niños que sí están vacunados?
Cuando llevamos a nuestros hijos por primera vez a la escuela, éstos viven nuevas relaciones y nuevos contactos microbianos. Además, en estas edades tienen lugar grandes modificaciones en la inmunidad. Cuando nuestros hijos entran en contacto con otros niños ya vacunados, puede darse el paso del germen vacunal. Los casos más conocidos se han relacionado con las vacunas de la polio oral, el sarampión, la rubéola y, más recientemente, la del neumococo.

¿Existe algún tratamiento específico para las complicaciones posvacunales?
Desde hace unos años se viene utilizando en Europa, ante los efectos adversos de las vacunas, el tratamiento isopático, aplicado prácticamente sólo por médicos homeópatas. Consiste en tratar el microorganismo o sus anatoxinas de forma homeopática. Reconocer la vacuna que ha produ-

cido la complicación y de nuevo inyectarla en la persona afectada. También empieza a aplicarse esta terapéutica en España.

¿Pueden los niños hacer frente a las enfermedades infecciosas?
Generalmente, en condiciones normales (niños no estresados por exceso de actividades extraescolares o por otras causas: divorcios, falta de tiempo de los padres, etcétera; llevando una alimentación sana y teniendo un sistema nervioso central sin interferencias), el niño debería afrontar la inestabilidad de los microbios.

La práctica de la lactancia materna, la ventilación en habitaciones y en colegios incluso en invierno, tomar un poco de sol tanto en invierno como en verano, la efectividad, los mimos, los besos, los abrazos y la risa mantienen el sistema inmunitario en su potencial más óptimo.

La mayoría de los bebés y los niños que ajustamos en nuestra consulta no faltan casi nunca al colegio, y si es el caso, se recuperan en casa mucho más pronto.

Hace un tiempo que vengo oyendo que las vacunaciones isopáticas funcionan, ¿es cierto?
En la actualidad estamos en condiciones de afirmar que ciertas vacunas preparadas de manera isopática (homeopática) funcionan estimulando la producción de anticuerpos. Es el caso de la *Oscillococcinum*, que es un lisado del virus del hígado de pato (*Anas barbarie*), y de la *Influencinum*, como antigripales, y del *Difterinum 200*, en el caso de la difteria.

La última vez que visitamos al pediatra nos hizo firmar un certificado en el que los padres nos responsabilizábamos de la no vacunación de la niña. ¿Qué podemos hacer en situaciones parecidas?
Sencilla y llanamente pedirle al pediatra que certifique él mismo la ausencia de efectos adversos de las vacunas. Ya verás que el nivel de prepotencia desciende. Aunque es interesante que todos los padres aprendáis, ya desde el embarazo, la información pertinente para poder hablar con el pediatra de tú a tú.

¿Dónde se puede conseguir información fiable sobre los riesgos de la vacunación?
Desde España puedes enviar un correo electrónico a la asociación de vigilancia sobre las vacunas del parlamento europeo: plannoye@europarl.eu.int y www.vacunaciónlibre.org.

¿En el estado del bienestar hay más niños enfermos que nunca?
Es más que evidente el debilitamiento general de las últimas generaciones de niños que hoy enferman mucho más que hace unos años. Y ésta es una idea que forma parte de ese inconsciente colectivo. Ahora todo el mundo considera normal que un bebé de meses sufra unos cuantos episodios de asma, bronquitis, bronquiolitis, otitis o cualquier otra «itis». Y qué coincidencia que esto acontezca en la época de su vida en la que se le inocula el mayor número de vacunas. No es exagerado: de los 2 a los 6 meses, cualquier niño sano recibe, en este momento, ocho o nueve vacunas repetidas tres veces, y hasta el año y medio se le vacuna de otras diez enfermedades. Y es en esa etapa de la vida

del niño entre los 2 meses y los 2 años, aproximadamente, cuando ha padecido gran parte de las enfermedades, como comentaba.

Pero la perspectiva histórica nos plantea de nuevo una cuestión. ¿Por qué hace veinticinco años no era «normal» que un lactante considerado sano se pusiera tantas veces enfermo, ni que sufriera crisis moderadas que a menudo requieren hospitalización?

Parece ser que ya hemos aceptado sin ninguna duda que es normal que un bebé sano, incluso lactantes que no han ido nunca a una guardería, enfermen continuamente, que estén cada dos por tres en cualquier hospital infantil con broncodilatadores pulmonares, que falte a clase la mitad del año porque no puede con su bronquitis crónica, o sus mocos perpetuos.

Cada caso es individual y no puede hablarse en general porque, cada persona es diferente. La información y el sentido común es lo que nos llevará hacia el reconocimiento de que, tal y como vienen diciendo los doctores en quiropráctica, la salud viene de arriba abajo y de dentro hacia fuera.

Una buena salud requiere la ayuda de un *buen equipo de doctores,* lo más naturales posible, y respetuosos con el funcionamiento del cuerpo humano para que potencien la salud innata que todos tenemos. Se trata de añadir más vida, no menos. Hay que trabajar en la prevención.

El cuerpo es el instrumento del alma.

Aristóteles

8. Los aspectos psicológicos de la estimulacion temprana en niños sin problemas

El desarrollo del niño está condicionado al amor y a la comprensión que recibe. Recordemos que nace en tal situación de desprotección que sólo un adulto y en especial la madre o su cuidador habitual puede ayudarle a solucionar. Cuando el niño nace o llega, se produce una gran desorganización y empieza el proceso de adecuación mutua en el cual es muy importante la participación de toda la familia. En esta nueva forma de relación, el mundo del niño es sólo la mamá y es ella quien pone los mayores esfuerzos. Debe dedicarse no sólo a este bebé, que depende en todo de ella, sino también de su marido, de sus otros hijos o de su profesión. Se establece un nuevo código en la comunicación, y en su base es importante la actitud de la mamá para comprender los mensajes del bebé. Debe entender su llanto, su mirada, sus gestos y todo su lenguaje corporal para comprenderle y que el bebé no se sienta desolado porque *nadie le entiende*.

La madre, que no se encuentra en marco emocional adecuado y que no disfruta de la relación con su hijo, puede adoptar actitudes que resulten perjudiciales, como rechazo o abandono del niño, abulia, tristeza o evitar dedicarle mucho tiempo para dedicárselo más a ella misma.

Muchísimos autores, psicólogos, psiquiatras, pediatras y doctores en quiropráctica han hecho hincapié en la importancia de la emoción en el comienzo del desarrollo humano. Pues ésta será la base para el lenguaje y para expresar su afectividad y socialización. También la capacidad para manejar la angustia depende de las relaciones vinculares. Es, por tanto, fundamental, que la madre proporcione a su hijo las condiciones necesarias para que desarrolle sus tendencias evolutivas. Así le creará un sentimiento de confianza y seguridad que le ayudará a crecer en un marco firme pero relleno de ternura. Habrá que fijar normas, topes, horarios que el niño intentará traspasar. Los papás deben ser pacientes pero firmes en una idea que resulte clara para el niño, y al mismo tiempo comprensivos.

Poco a poco podrá controlar sus impulsos y los transformará en actitudes cariñosas que permitan la concordia en el trato con los demás. En familia, el niño aprenderá a tratar, conocer, respetar y compartir con los extraños, a quienes irá integrando progresivamente a su mundo. Esa capacidad debemos enseñársela en casa. No se aprende en la guardería.

Por todo lo relatado anteriormente, es fundamental que los padres estéis en acuerdo, no se desprecie la autoridad del otro delante del niño, y que os pongáis de acuerdo en la intimidad si algo no os gusta de la actitud del otro hacia el niño. Necesitáis desempeñar vuestro papel en un ambiente de amor y comprensión. Y quien pase más tiempo con el niño necesita la colaboración del otro para ejercer esa influencia positiva.

Poco a poco, la madre, junto al padre, iréis ofreciendo al niño un lugar en la familia.

Aspectos psicológicos de la estimulación en niños con problemas

Es importante destacar que, durante el embarazo, el inconsciente de la mamá está repleto de anhelos y temores. Los miedos se relacionan con la posibilidad de tener un niño con problemas, y van evolucionando a medida que se realizan las pruebas y se acerca el momento del parto.

Máxime durante el parto si suceden anormalidades, es decir, cosas inesperadas, ya sea porque se complica su desarrollo, o porque el bebé no nace como esperábamos. En un primer momento todo es confuso a pesar de que la mamá goza del afecto y la comprensión de todos los que la rodean. La madre ante el bebé se siente desorientada y es posible que lo rechace al recibir la información sobre su enfermedad, o la consecuencia de la complicación en el parto. Si el bebé ha resultado afectado neurológicamente, es importante considerar que va afectar a todo el grupo familiar.

Las reacciones varían no sólo de una familia a otra, sino también en el seno de cada una de ellas. Los que la integran no sólo reaccionan ante la enfermedad del bebé, sino también por la actitud de los demás miembros. A la evolución de estas reacciones de la familia la llamamos *proceso de duelo*. En él pueden describirse cuatro etapas:

Conflicto inicial. Es importante saber con qué tipo de enfermedad ha nacido el bebé, cuánto saben los padres de esa enfermedad, si desean conocer la gravedad del caso y cuáles van a ser a partir de entonces las implicaciones de otros miembros de la familia. A quién informar, cuándo y cómo. Yo aconsejo a los padres que pidan toda la información sobre la enfermedad de su hijo, por más dolorosa que ésta sea. Ya sé que, en algún caso, crea gran desespero en toda la familia, pero, como ya os dije, la información nos da poder, así que lo primero es ver que tenemos un hijo y que es nuestro objetivo en la vida que sea alguien con los medios emocionales y físicos para que sea independiente de nosotros. Así que ¡manos a la obra! Poco a poco veréis y entenderéis a vuestro hijo tanto como a cualquier otro. Los retos varían en intensidad hasta producirse situaciones que, con templanza, serán superables.

Lucha contra la enfermedad. En la fase siguiente comienza la lucha contra la enfermedad. Las situaciones varían, depende de la gravedad y de la situación de cada familia. Normalmente se pasa por unas fases comunes: negación, culpa, depresión y manía, entre otras. Puede reactivar situaciones anteriores en las que estaban implicadas madre e hijo. Por ejemplo, un nacimiento no deseado, sino *solamente aceptado,* puede hacer sentir culpables a los padres.

El padre o la madre pueden volcar en el hijo enfermos los sentimientos hostiles existentes entre ellos.

Recuerdo el caso de Martín. Aurelia estaba embarazada de su primer hijo y deseaba un ginecólogo privado y que fuese el mismo que la atendiera en el parto. El padre pensaba que esto era un exceso económico, con la buena sanidad que tenemos y dijo que no. Aurelia se puso de parto de madrugada. Debido al horario en el que llegó, hubo los habituales y necesarios cambios de turno en el hospital. Hay un poco de lentitud mientras los que se van informan a los que llegan, cosa absolutamente normal en cualquier hospital de una gran ciudad.

Al mismo tiempo, en la sala de dilatación estaba Aurelia, y a Martín le entraron ganas de nacer. Pero una vuelta del cordón umbilical le impedía salir. Los minutos de cambio de doctor fueron suficientes para que al bebé le faltara oxígeno que llegara hasta el cerebro, lo que produjo lesiones irreversibles.

Nació con una lesión cerebral, de la que no se sabría nada hasta al cabo de unos meses en una de las exploraciones rutinarias del pediatra. Estaban extrañados porque no hacía las cosas típicas que un bebé de esa edad debería hacer. Su aspecto era el de un bebé regordete absolutamente normal. En este caso, la familia silenció a todo el mundo su desgracia. Al cabo de dos años fueron a por el segundo; esta vez, todo el equipo estaba pagado para atenderla a ella sola. El bebé nació normal. Se instaló un gélido silencio entre la pareja.

Cuando esta familia llegó a nuestra consulta, el matrimonio estaba roto.

Los reproches silenciados a gritos de la esposa al marido, la habían vuelto arisca y tenía el corazón como seco. En la primera visita, recuerdo que le dije al doctor antes de que pasara a reconocerla que parecía como una planta dejada en un piso vacío, del que todos se habían mudado.

En la sala de cuidado quiropráctico, al ajustarla el doctor, al volver a conectar a Aurelia con su más profundo innato, llegaron las lágrimas y al final pudo liberar su estrés. El resentimiento afloró y como ya he dicho en las consultas de cuidado quiropráctico, nos ocupamos de la salud integral.

Así que, además de ajustar su sistema nervioso, fue a ver a la doctora homeópata, que le recetó su remedio de fondo. Y luego el psicólogo con la terapia EMDR la ayudó a procesar la carga emocional asociada al conflicto, y ahora está en paz.

Al padre, destrozado por el sentimiento de culpa, ¿hubiese pasado lo mismo con un médico que les estuviese esperando sólo a ellos? Inició el cuidado quiropráctico al ver los cambios positivos que se estaban produciendo en su mujer con los ajustes regulares. Dejó su lucha interior en nuestra camilla y la terapia EMDR, en privado y en sesiones de pareja, recompuso los trozos rotos de unas almas que no encontraban consuelo.

Sigamos con el tercer punto, en el cual pasamos a dar a luz a un bebé con problemas.

Reorganización. En la tercera parte del proceso de duelo, se intenta reorganizar a toda la familia. Es posible que se rechace al niño cuando se reciba la información de la enfermedad, sobre todo si es irreversible. A veces, la madre delega el cuidado del niño a una cuidadora profesional para desvincularse del pequeño. Otras veces, madre e hijo experimentan una especie de fusión simbiótica, y el padre y el resto del mundo quedan excluidos.

Si la incapacitación es muy grave, y los padres toman esa falta de independencia del niño dándole la suya, el niño acaba tiranizando el hogar y todos sus miembros se resienten. **Lograr cierto equilibrio.** Hablad. A veces hará falta ir a ver al psicólogo. Como pareja es un nuevo reto y hay que contar con la fuerza del otro. Un día tú eres fuerte y otro día dimites y se ocupa el otro. Para ello, es fundamental, además del diálogo entre la pareja, respetar los ritmos de duelo de cada uno. Esta actitud hará que se tomen decisiones adecuadas para el tratamiento del niño y que toda la familia continúe con sus actividades propias. Es decir, que se atiende al enfermo en sus necesidades físicas y emocionales, pero la familia no se deja absorber completamente por el problema.

Los padres se enfrentan a la situación de modo que este hijo no dependa demasiado de ellos. Integran al niño en la familia pero se preocupan de que logre su máximo desarrollo y alcance cierto grado de independencia. Se contempla a la enfermedad como integrada, como una peculiaridad innata al niño, se observa con objetividad y no se os cierran los horizontes.

Se desarrolla una vida social, sin autocompasión ni vergüenza. Es muy importante para vosotros encontrar el tratamiento más adecuado para vuestro hijo, la estimulación temprana, y establecer un buen vínculo con los terapeutas que le traten, pues en nosotros encontraréis guía y sobre todo cariño. Llevado así, resaltan los aspectos del bebé y se establece con él un buen vínculo.

Hay que hacer las cosas ordinarias,
con un amor extraordinario
MADRE TERESA DE CALCUTA

9. MEJORA TUS RECURSOS DE CONSUELO

A lo largo de los años de crianza de mis tres hijos, a veces pienso que tienen estrategias innatas para romper todos mis esquemas. Cada día un nuevo reto. Cada día un límite distinto que se quieren saltar. Se improvisa, porque no hay escuelas para padres y a ser padre se aprende siendo padre o madre, ya que no hay examen ni licenciatura que prepare para eso.

He asistido a muchos seminarios de formación continua, pero recuerdo especialmente uno que me cambió la visión de cómo actuar para que en casa mis tres angelitos no acabaran con mi paciencia. La doctora quiropráctica con especialidad en pediatría hablaba de la teoría del sí. Me lo apunté todo en mi libreta.

Escuché el método del sí. Y decidí ponerlo en práctica nada más llegar a casa. ¡Es muy sencillo!

Cuando viene tu hijo a preguntarte cualquier cosa, «¿Mamá puedo ver la tele? y tiene muchísimas cosas que hacer, como deberes, ducharse, practicar aquella canción en el piano y leer el libro de la biblioteca, sabes que no puede ver la televisión.

Pero si empiezas con: «¿Cómo vas a ver la tele con la cantidad de cosas que tienes por hacer? Si es que te he dicho mil veces...» El niño ve los deberes como un impedimento entre él y su deseo, lógico por otra parte, de descansar.

Sin embargo, a cualquier pregunta como la que acabamos de mencionar me he acostumbrado a decir: «Y tanto que sí, cariño, acabamos los deberes, practicamos al piano, leemos un poquito y en cuanto acabemos nos pondremos a ver la tele si no se hace muy tarde».

Tú ya sabes que no va a poder ver la tele. Pero con esa actitud positiva estás haciendo dos cosas: primero, que los deberes sean tareas normales que hay que acabar y, segundo, la coherencia de que no le engañas. «Si no se hace muy tarde» te da la licencia de decir «vaya, hoy se ha hecho muy tarde para ver la tele, pero mañana nos organizaremos mejor y ya verás cómo nos da tiempo». Es importante que vean que no mentimos y que cumplimos con los pactos alcanzados. *Así, no hay berrinches.*

Cuando llegué a casa después de ese seminario inspirador, me propuse poner en práctica la estrategia del sí. Y para mi sorpresa funcionó. Ya no había más discusiones y me convertí en la mamá más buena del mundo, porque como explicaban el otro día a un amigo común al que su madre no deja ver la tele porque «primero es la obligación y luego la devoción», ellos no sabían qué era la obligación ni la devoción, pero si iban con los deberes es que era algo importante...

Y ahí estaban mis hijos explicándole con cara de angelitos: «Ah, pues mamá siempre nos deja ver la tele. En cuanto acabamos los deberes y toda la faena. A veces no nos da tiempo porque es tarde, pero a nosotros sí que nos deja, y no tenemos ni obligación ni devoción, pero sí que tenemos que acabar las tareas».

Me sentí como la protagonista de *Encantada* de Disney; cantaba y sólo me faltó hacerme un precioso vestido con la tela de mis cortinas.

Ponlo en práctica, funciona.

Entender al bebé.
Lo que sea, hazlo con el corazón y funcionará

Te puedes y debes, dar el gusto, el placer, el permiso, la picardía, la libertad de saltarte todos los consejos rancios y obsoletos y criar a tu hijo como te haga feliz. Tu ritmo, el de tu familia, es peculiar, así que no hay normas fijas para todos. Unos duermen solos, otros duermen sólo si se sienten acompañados. Pues reforcemos esas sensaciones. El doctor Estivill, con sus libros y conferencias, y en la televisión la Supernany se desviven para poner un poco de orden y coherencia en los hogares de medio mundo. Me pregunto si no sería posible ofrecer antes a los padres la información adecuada, en vez de intentar corregir a la desesperada, lo que se inició mal, sólo porque los padres no han sabido establecer límites antes. ¿Pero es que alguien les ha enseñado?

No sólo deberían dar clases de preparación al parto. Eso es fácil, a fin de cuentas es la naturaleza que lleva su curso. Tengas ginecólogo o no, tu bebé nacerá.

Se debería crear un instituto de enseñanza parental gratuito. Los padres embarazados deberíamos pasar un test como el examen de conducir... ¿Sabemos cómo tratar a un niño y qué hacer antes de que nazca? ¿Y si no me come? ¿Y si no me duerme? ¿Y si le doy el chupete se agarrará al pecho? Si le doy el biberón un día... ¿ya no querrá el pecho? ¿Hay que esterilizar todos los cachivaches del bebé o con la saliva materna basta? ¿Cómo se alivian los cólicos del lactante? Más que nada para poder dormir. ¿Se puede congelar la leche e introducirla en el microondas?

No penséis que no es irónico que para conducir una máquina, o para adoptar a un niño al que se espera con muchísimo amor, haya que pasar por un gran número de pruebas, y que para ser padres biológicos y criar a un ser humano, no.

Y creo sobre todas las cosas que *eso* es una verdadera injusticia, sobre todo para el que nace, porque no tiene forma de escaparse de una casa de locos.

Así pues, lo que quiero decir es que no todo tiene que ser blanco o negro. Hay que vivir la crianza de los hijos con mucho menos estrés y mucho más sentido común. El tuyo. Confía en ti. Al fin y al cabo, has llegado hasta aquí, y te ha ido bastante bien, ¿verdad?

Yo te veo muy bien, sigue así, no pierdas tu chispa.

A todas las preguntas de antes les corresponde un sí. Los bebés pueden tomar biberón y pecho, las cosas se esterilizan con tu saliva, se puede congelar la leche hasta tres meses, se puede hacer todo lo natural que vaya surgiendo desde el sentido común. No hace falta experiencia, sólo sentido común.

Un nuevo concepto del bienestar diario

La mayoría de las familias con sus diferentes horarios hace lo que puede para encontrarse en algún momento. La verdad es que a mí me gusta mucho dormir. Pero desde que nacieron mis tres hijos es bastante difícil. Si me despiertan antes de *mi* hora soy la madrastra de Blancanieves. Así que, consciente de que quiero ser Blancanieves, me pongo el despertador media hora antes, así puedo despertarme con tranquilidad y enfocada hacia el nuevo día. Me levanto sin prisas, preparamos la mesa y desayunamos juntos. Es un pequeño sacrificio levantarse un poco antes, pero nos compensa a todos. Nos une, nos centra, ponemos música si es invierno y el día está feo. Como no nos vamos a ver en todo el día, ese rato intento que sea simpático.

Los fines de semana al principio eran más complicados porque se levantaban a las siete de la mañana con una energía… ¡que no recuerdo haber tenido en mi vida! Así que se me ocurrió enseñarles las horas pintando un reloj en la pared de la habitación de cada uno, con las horas en las que se puede salir de la habitación para ir a ver la televisión, y a qué hora tienen que venir a despertar a papá y a mamá. Así tienen un despertador en la mesita de noche y las instrucciones en la pared. Todos contentos.

Si por la tarde llegan muy cansados, les llevo a que se ajusten en la consulta, y luego les dejo jugar en la bañera y hacer los deberes. Después les cocino algo bueno que les guste. Hace años que he dejado de sentirme culpable si un martes pongo una pizza en el microondas y cenan en el sofá mirando la televisión. Eso sí, yo también, así establecemos un vínculo de complicidad, *vamos a hacer una pillería*, porque normalmente la pizza es para el sábado o el domingo por la noche. Así que, en general, creo que soy una mamá tiernamente firme. Hay reglas, pero a veces están justamente para saltárselas.

Se acuestan pronto. Ceno con mi esposo. Charlamos y nos ponemos al día. Ese pequeño espacio personal es necesario, debe notarse que hemos llegado a casa. En ese espacio vuelves para recogerte para poder salir con las pilas cargadas.

A veces pienso que no sólo somos padres... ¡Parecemos superhéroes que nos cambiamos infinitas veces de traje como Superman! Pasamos de un segundo a otro de mujer ejecutiva con nombre y apellido a sólo mamá. De mamá a cocinera general. A supervisora de compras. A técnica diplomada de lavado secado planchado y guardado de ropa. Llamamos a nuestros padres, a nuestros suegros, contestamos los correos electrónicos. Ya no digamos leer un buen libro... eso ya se ha convertido en un reto. Te das cuenta de la cantidad de cosas que hacemos... así que sacudámonos la culpabilidad por estar un rato en cada sitio y, disfrutando. ¡Somos *superhéroes*!

Porque, desde que trabajamos todos fuera de casa, nos encontramos ante un dilema muy difícil. Con nuestros hijos casi hemos llegado al concepto de *regalo* («le dedico un par de horas al niño»*)*. Pero tenemos que ser conscientes de nuestro deber de estar atentos al sistema nervioso y emocional de nuestros niños, porque queremos que se desarrollen como adultos sólidos. Los adultos nos enviamos mensajes a través del móvil, nos llamamos, nos enviamos correos electrónicos... ¿Por qué? Porque tenemos necesidad de comunicarnos, pero los niños no hacen esto con nosotros, así que es necesario que cuenten con nuestra compañía lo máximo posible.

Os contaré por qué decidí irme de Nueva York. Estaba embarazada de mi hija mayor, Bárbara, y mis amigas, algunas ya con hijos, y otras esperándolos, me preguntaban incrédulas por qué aún no la había inscrito en algún colegio de los que en ese momento estaban de moda, si no había reservado con dos años de antelación que el profesor Smith le diera clases de piano, y si no la había apuntado a la lista de espera de tres años en la clase infantil de ballet con el método de Martha Graham. Recuerdo que pensé que este afán de competencia era una locura, que no quería eso para mis hijos. Pensé en el parque donde patinaba después de salir del colegio al que iba andando. Pensé en mi familia, pensé en ir a comprar a las tiendas donde aún me conocían. Pensé en que la mejor actividad extraescolar que podía hacer mi hija era estar con sus padres.

Así que volvimos a Barcelona. Fuimos al parque, a la playa. Fuimos el primer día de colegio andando desde casa, la esperé a la salida, conocí a sus amigos, conocí a sus madres, y así los he criado a todos, pensando en sembrar estabilidad para luego poder volar lejos del nido, teniendo claro que casa es donde estás tú o donde estamos todos. Siempre he creído que hay tiempo para todo y que los hijos son la prioridad porque su crecimiento no para, y que las profesiones se pueden retomar o avanzar en cualquier período de tu vida. Todo tiene su momento. Y estar al lado de tus hijos mientras crecen y hacer que se sientan queridos y valorados sienta las bases de unos adultos sociables y un futuro hacia una conciencia humanista.

Los valores se modifican, la sociedad cambia. El dinero es importante para hacer ciertas cosas más fáciles, pero no es imprescindible. Todo lo tenemos en nuestro interior. La libertad, la salud, la capacidad de ser feliz, la capacidad de amar al prójimo, dejar lo que no nos gusta, empezar de nuevo. Nada nos viene porque sí, en todo hay algo que, sin duda, debemos aprender. Si lo que ves a tu alrededor no te gusta, no te limites a comer, dormir, trabajar, comer, dormir, trabajar. ¡La vida es un regalo! Sólo tienes que hacer lo que sea necesario para cambiar desde dentro y enfocar tu vida con otro prisma. La felicidad está en ti, en tu alma, y eso nadie puede quitártelo, ni depende de nada, sólo está en ti, así que toma conciencia de ello y toma las riendas de tu vida.

Tú mandas, tú puedes hacer realidad tus sueños, meditando, visualizando tu deseo y yendo a por ello. Nunca dejes de hacerte preguntas, ni de ver las cosas con la mirada de un niño.

Sólo el conocimiento que llega desde dentro es el verdadero conocimiento.

SÓCRATES

10. ACERCARNOS A LA QUIROPRÁCTICA

Investigación científica

Actualmente existen pruebas y evidencia sobre la eficacia y rentabilidad del tratamiento quiropráctico, y las encuestas indican un alto grado de satisfacción de los pacientes, como así lo indican estudios como el realizado por la Organización de Consumidores y Usuarios en cuatro países de la Unión Europea.[1]

Ahora bien, no ha sido el agrado y satisfacción de los pacientes el factor desencadenante de cambios en la política sanitaria de algunos países. Han sido los números, y la rentabilidad de estos cuidados frente a otros tratamientos médicos, los que han convencido de lleno a los planificadores de los sistemas de salud. La eficiencia económica de la atención quiropráctica para algunos problemas

---

1 OCU Salud: «Quiropráctica. Pacientes satisfechos». N.º 24, junio-julio 1999, págs. 9-13.

convenció de forma abrumadora de la utilización de estos servicios frente a otros más caros, más drásticos y menos eficientes.

Por otro lado, se ha demostrado la seguridad del ajuste quiropráctico frente a otros tratamientos más traumáticos y que conllevan más riesgos para el paciente. No en vano la quiropráctica ofrece un servicio diferente que prescinde de la cirugía y la farmacología.

Debido a la íntima relación que existe entre el sistema nervioso y la columna vertebral que ya hemos explicado, un tratamiento mecánico como el ajuste vertebral específico tiene efectos sobre órganos internos también, podríamos decir, que hay efectos tanto locales como centrales.

La experiencia clínica sugiere que la columna vertebral tiene una importancia no siempre reconocida en problemas orgánicos. El cardiólogo alemán Kunert habla de ejemplos de este tipo, y concluye que lesiones mecánicas de la columna vertebral son perfectamente capaces de simular, acentuar o contribuir en gran medida a enfermedades orgánicas, que no hay ninguna duda de que la columna vertebral influye en la función de los órganos internos.

Lewit, neurólogo de Praga, muy conocido en la medicina manual en Europa, escribe sobre sus experiencias clínicas empleando la manipulación de la columna vertebral para tratar a pacientes con problemas respiratorios, de corazón, de digestión, ginecológicos, migrañas, vértigo y otros.

En el pasado, los estudios se centraron en demostrar la eficiencia del cuidado quiropráctico en problemas relacionados con la espalda: dolor lumbar, dolor cervical y dolor de cabeza y cuello. Durante la última década, las investigaciones han sondeado otros terrenos, a partir de los resultados obtenidos en consultas y clínicas quiroprácticas. El interés por los resultados quiroprácticos abre nuevos horizontes hacia la demostración de su efectividad en problemas biomecánicos de las extremidades, problemas de la infancia (asma, micción involuntaria, problemas de audición, resistencia inmunitaria deficiente, otitis media, amigdalitis o cólicos), trastornos auditivos, visuales y de equilibrio, hipertensión, trastornos respiratorios, digestivos y cardíacos, trastornos pélvicos y ginecológicos, dismenorrea y como tratamiento preventivo y de promoción de la salud. Así lo expone David Chapman Smith en su obra *The chiropractic profession*, que supone una recopilación de estudios sobre la quiropráctica, y que, además, cuenta con el reconocimiento y la aprobación del estamento médico internacional.[2]

Deberíamos recordar que el plural de «anécdota» es «data», y estamos acumulando data sobre condiciones tan dispares como niños con amigdalitis, disfunción del intestino grueso pérdida de campo visual. Los resultados con nuestros pacientes nos obligan a profundizar más sobre todo en los efectos centrales de nuestros ajustes. Si fuera sólo una vez sería una anécdota, pero una y otra vez pacientes que llegan a la consulta por dolor en la espalda obtienen mejora en otros aspectos de su organismo, como la respiración, la digestión, la circulación, la visión,

---

2 Chapman Smith, D., *The chiropractic profession. Its education, practice, research and future directions*, Editorial NCMIC Group Inc., West des Moines, 2000.

la sexualidad, la audición, la piel. La lista, por supuesto, continúa.

Es obvio que queda pendiente mucha investigación de este tipo, y que seríamos muy poco responsables si insistiésemos en que el único razonable para estos problemas es el tratamiento del ajuste quiropráctico. Pero también está muy claro, como dice Korr, el neurofisiólogo que tanto ha estudiado los efectos de la manipulación específica, que el alivio del dolor de la espalda es sólo la punta del iceberg respecto a los efectos clínicos del ajuste vertebral específico.

La quiropráctica y los deportistas

La práctica de un deporte exige estar en las mejores condiciones posibles para que el cuerpo pueda funcionar a pleno rendimiento. Eso lo saben particularmente los deportistas profesionales, y por esa razón, en los países donde la quiropráctica está más desarrollada, sobre todo en Estados Unidos, los atletas de alto nivel y los equipos olímpicos suelen estar bajo cuidado quiropráctico, tanto a lo largo del año con mantenimiento regular, como durante las mismas competiciones, donde suelen ir acompañados por el quiropráctico del equipo.

El ajuste específico que realiza el doctor en quiropráctica a sus pacientes, deportistas u otros, al eliminar las interferencias del sistema nervioso, localizadas principalmente en la columna vertebral, libera la vitalidad del organismo, su «inteligencia innata», como se conoce en ámbitos quiroprácticos a la capacidad de autorregeneración del organismo, que lleva a cabo los procesos de recuperación y mantiene las funciones vitales a su nivel óptimo. Los ajustes podrán realizarse, si así lo requieren las necesidades, tanto en la columna vertebral y cráneo, como en otras articulaciones o tejidos del cuerpo.

Además de las consecuencias que derivan de la práctica intensiva de su deporte, los atletas sufren a lo largo de su vida profesional cierto número de lesiones. Aunque se hayan recuperado de sus síntomas y hayan podido reanudar la actividad deportiva, esos accidentes participan en el desarrollo de las subluxaciones, tanto a nivel vertebral como de las articulaciones de las extremidades. Con el efecto acumulativo de esas lesiones, ese proceso se traduce en una disminución progresiva del rendimiento físico del deportista.

Los deportistas pueden encontrar en el cuidado quiropráctico la ayuda que precisan para recuperarse de lesiones derivadas de la práctica de su deporte. Pero más importante todavía para el deportista es la capacidad que tiene el quiropráctico para intervenir, con total independencia de la presencia o no de síntomas particulares, para optimizar el rendimiento del organismo.

Y cuando la victoria se mide en centésimas de segundo, se entiende el interés particular de los atletas profesionales por la quiropráctica. Por poner un ejemplo, cuando Lance Armstrong decidió seguir un cuidado quiropráctico regular, no lo hizo por padecer ningún dolor de espalda, sino para ganar el Tour, y volver a ganarlo.

Y la mejor preparación para una competición importante no reside sólo en actuar en el momento de la prueba, sino en integrar los ajustes quiroprácticos como parte de la rutina del cuidado físico del atleta, preferentemente desde la infancia o la adolescencia, cuando el joven empieza a aficionarse a la práctica de un deporte.

Institucionalmente, la Federación Internacional de la Quiropráctica del Deporte (Fédération Internationale de la Chiropratique du Sport, FICS, organismo con sede en Lausana, Suiza) es colaboradora oficial del Comité Olímpico Internacional y de varias federaciones deportivas. Organiza la participación de quiroprácticos en las grandes competiciones internacionales, poniendo el cuidado quiropráctico a disposición de los equipos que no disponen de su propio doctor en quiropráctica.

En España, opera el Consejo Español de Quiropráctica Deportiva (CEQD), miembro de la FICS. El todavía reciente desarrollo de la profesión se manifiesta igualmente en el ámbito deportivo. Por ahora, los deportistas españoles distan mucho de beneficiarse como deberían de las ventajas únicas de la quiropráctica, respecto a lo que ocurre en sus vecinos europeos y en el resto del mundo occidental. Además de algunos casos individuales, podemos destacar a los equipos ciclistas Festina y Team Cost, con los que colaboró oficialmente la Asociación Española de Quiropráctica durante dos ediciones de la Vuelta Ciclista a España.

Sven Teutenberg, del equipo Festina, durante la Vuelta a España de 2001.

Fabrizio Guiepi, corredor del Team Coast, recibió atención quiropráctica uno de los días de la Vuelta Ciclista a España, en el mismo hotel donde se alojaba el equipo.

En el resto de Europa, el uso del cuidado quiropráctico por parte de los deportistas de élite es bastante más frecuente, y muchas de las caras conocidas por los españoles reciben ajustes quiroprácticos regularmente, como es el caso de la liga italiana de fútbol, donde prácticamente todos los equipos de primera división cuentan con servicios quiroprácticos.

En Estados Unidos, país donde nació la profesión hace más de un siglo y donde ejerce la mayoría de los doctores en quiropráctica del planeta, tanto los equipos de fútbol americano, béisbol o baloncesto, como los deportistas individuales, han integrado desde hace tiempo la quiropráctica en su cuidado de salud y preparación física rutinaria. Así, podemos citar el caso del famoso culturista, actor y político, Arnold Schwartzenegger que, además de paciente entusiasta desde hace muchos años, es el Presidente del Consejo del Deporte de la Asociación Internacional de Quiropráctica (International Chiropractic Association), organismo que contribuye muy activamente a la integración de la quiropráctica en el mundo del deporte. Igualmente, el tenista Lleyton Hewitt, ganador de Wimbledon y del Open de Estados Unidos, utiliza la quiropráctica para optimizar su rendimiento y su vida deportiva.

Otros nombres del deporte de élite estadounidense, Emmitt Smith, Evander Holyfield o Tiger Woods, entre otros muchos, se sitúan también en la élite de los servicios quiroprácticos.

EPÍLOGO

Cuando leí este libro, ya estaba acabado. Es entonces cuando mi esposa-amiga-madre de nuestros hijos y coordinadora de nuestra consulta quiropráctica me preguntó si podía escribir parte del epílogo de su libro. Claro, había vivido el proceso desde el exterior; tuve que contestar sus preguntas y dar mi opinión sobre temas, pero no participé de ninguna otra forma. Este libro es fruto de su experiencia, de sus investigaciones, de su intuición y de su remarcable don por empatizar con los demás; es lo que la hace tan especial.

Fácil de leer, es tanto un libro de consulta técnica como una colección de preguntas con respuestas envasadas sin fecha de caducidad; lo puedes abrir cuando te haga falta. Es un regalo para las siguientes generaciones. Vivimos un mundo en perpetua mutación, nos tenemos que adaptar a cambios cada vez más rápidos y profundos. La clave: tener unos pilares interiores sólidos sobre los cuales edificar y ser ágil. Uno de ellos es tener un buen *esqueleto emocional.* No basta con cuidar tu sistema nervioso y acudir a tu quiropráctico, tienes que cuidar tus emociones. Puedes cuidar tu vehículo, pero no por mucho visitar al mecánico funcionará mejor si no pones la gasolina buena. Tienes una responsabilidad. ¡Todo lo que haces tiene consecuencias! Elige tu futuro. No es tan difícil, mira al mundo con tu corazón. ¿Todavía buscas motivos para escoger vivir conectado, consciente y responsable de tu entorno? Déjate llevar por el tono desenfadado de la narradora, sumérgete en sus experiencias, empápate de los últimos datos. Escoge tu camino y disfruta de la vida. ¡Crea más salud, armonía y amor hoy, para que mañana crezcan semillas fuertes y generosas! Este libro es un testimonio vital y optimista.

Loïk de Tienda y de Robert de Lafrégeyre, DC
Licenciado en quiropráctica (EE.UU.)
Miembro de la Asociación Española de Quiropráctica

Glosario

Abuso Agresión de tipo físico, por ejemplo, pegar a un niño, o mental, como decirle cosas que mermen su autoestima.

Amígdala. Parte del sistema límbico del cerebro, también llamado *cerebro emocional.*

Ajuste quiropráctico. Acción de ajustar con precisión los segmentos afectados por el complejo de la subluxación vertebral para devolver la funcionalidad al sistema nervioso. De carácter natural, favorece el restablecimiento general de la salud, en todos sus sistemas.

Cortisol Hormona glucocorticoide segregada por la corteza suprarrenal. Se considera la hormona principal del estrés.

EMDR Desensibilización y reprocesamiento por el movimiento ocular. El EMDR es un método de psicoterapia, por lo que debe ser aplicado por un psicólogo o psiquiatra. La Asociación Europea y el Instituto Internacional tienen unos rigurosos planes de formación de terapeutas conocedores del EMDR que incluyen formación básica, avanzada y supervisión de terapeutas, además de su formación como psicoterapeuta.

Dopamina Neurotransmisor que fortalece las conexiones sinápticas entre las neuronas. Actúa sobre el córtex prefrontal y ayuda a que éste capte la glucosa, circunstancia que mejora el crecimiento de dicha porción del cerebro.

Endorfinas Opiáceos endógenos, que producen efectos analgésicos y eufóricos en el cuerpo, similares a la morfina. Por ejemplo, la producción de endorfinas durante el ejercicio físico intenso favorece la capacidad del atleta para disminuir la sensación de dolor durante el ejercicio.

Estrés Reacción de defensa del organismo frente a una situación considerada agresiva y amenazante, ya sea de origen interno o externo.

Hipocampo Incluido en el sistema límbico, tiene la peculiaridad de ayudar a la persona a acordarse de los hechos más significativos almacenados en la memoria a largo plazo.

Hipófisis Glándula situada en la base del cráneo. También recibe el nombre de glándula pituitaria. Segrega diferentes hormonas, como el ACTH, hormona que estimula la secreción de cortisol por parte de la corteza suprarrenal.

Hipotálamo Estructura situada en el diencéfalo, que regula el funcionamiento de la hipófisis mediante sus hormonas.

Norepinefrina Hormona del grupo de las catecolaminas, producida por la médula suprarrenal y que corresponde al sistema nervioso simpático.

Serotonina Neurotransmisor que se halla en el cerebro y otras partes del sistema nervioso. Sus niveles altos nos ayudan a relajarnos. Los estados depresivos se desarrollan con niveles bajos de serotonina.

Sistema límbico Engloba la circunvalación cingular, el hipocampo, el fórnix, los cuerpos mamilares, la región septal, la amígdala y el núcleo dorsomedial. También recibe el nombre de cerebro emocional, debido a sus importantes conexiones con el hipotálamo, y mediante este último, con el sistema neuroendocrino y el sistema nervioso autónomo.

Tálamo Parte del encéfalo situado en la base del cerebro, formada por dos masas de tejido gris entre los dos hemisferios cerebrales. Recibe información sensitiva de diferentes tipos y la lleva a las regiones específicas de la corteza cerebral especializadas para descodificarlas. Es como un repetidor.

Bibliografía

ALVAREZ, R. *et al.*, *Familia y salud mental*, Lugar Editorial, Buenos Aires, 1995.

BOWLBY, J., *Una base segura*, Editorial Paidós, Barcelona, 1989.

CLEGG, P.; PACIO, S.; SOLA, A.; KRASNAPOLSKI, N., *Rescatando lo placentero en El quehacer cotidiano*. Trabajo premiado en El 1.er Congreso de A.P.S. en Buenos Aires, 2002.

CYRULNIK, BORIS, *De cuerpo y alma*, Editorial Gedisa, Barcelona, 2006.

CYRULNIK y SIEGEL, *El Apego*, Editorial Desclee de Brouwer, S. A. Bilbao, 2007.

DAMASIO, ANTONIO, *En busca de Spinoza: neurobiología de la emoción y los sentimientos*, Editorial Crítica, Barcelona, 2005.

—, *El error de Descartes: la emoción, la razón y el cerebro humano*. Editorial Crítica, Barcelona, 2006.

DAMASIO, ANTONIO, *La sensación de lo que ocurre*. Editorial Debate, Madrid, 2001.

DOLTO, F., *Diálogos en Quebec*, Editorial Paidós, Barcelona, 1988.

GERHARDT, DOCTORA SUE, *El amor maternal*, Editorial Albesa, Barcelona, 2008.

GIBERTI, E., *Mundialización, éticas y adopción; las éticas y la adopción*, Editorial Sudamericana, Buenos Aires, 1996.

GIBERTI, E.; GORE, S., *Adopción y silencios*, Editorial Sudamericana, Buenos Aires, 1991.

GONZÁLEZ MERLO, J., *Obstetricia*, Editorial Elsevier Masson, Barcelona, 1994.

HAINES, DOCTOR DUANE E., *Principios de neurociencia*, Editorial Elsevier, Barcelona, 2003.

KAES, RENÉ, *Realidad psíquica y sufrimiento en las Instituciones*, Editorial Paidós, Buenos Aires, 1991.

KRASNAPOLSKI, N., *Aspectos clínicos de la adopción*. Relato en el XI Congreso de F.L.A.P.I.A., Chile, 1997.

KRASNAPOLSKI, N., «Psicoprofilaxis de la Adopción» en *Las Éticas y la adopción*, Editorial Sudamericana, Buenos Aires, 1996.

KRASNAPOLSKI, N.; DÍAZ, N., *Clínica de la adopción*, Conferencia en el Consejo Nacional del Menor y la Familia, julio de 1995.

KRASNAPOLSKI, N.; SKURA, S., *Grupos de guardadores con miras de adopción*, Exposición en el Panel «Desarticulando lo ideal para prevenir desaciertos en adopción», X Congreso de A.A.P.I. «De lo ideal a lo posible», Buenos Aires, septiembre de 2001.

Matas, M. de Mulvey; Paone, Segura de Frías Tapia, *Estimulación temprana*, Editorial Lumen Humanitas, Buenos Aires.

Leboyer, Frédérick, *El parto: crónica de un viaje*, Editorial Alta Fulla, Barcelona, 1998.

Madoun, Sophie; Dumonteil, Danielle, *ABC de l'emdr*, Editorial Grancher, París, 2005.

Nabati, Simone et Moussa, *Le père à quoi ça sert?*, Editions Jouvence, Archamps (Francia), 1994.

Oppenheim, R., *El instituto de la adopción a fines del siglo xx. Las éticas y la adopción*, Editorial Sudamericana, Buenos Aires, 1996.

Punset, Eduard, Programa *Redes* TVE.

Servan-Schreiber, David, *Curacion emocional*, Editorial Kairós, Barcelona, 2003.

—, *Anticancer*, Editions Robert Laffont, Montreal, 2007.

Shapiro, Francine; Forrest, Margot, *EMDR, Una terapia revolucionaria para superar la ansiedad, el estrés y el trauma*, Editorial Kairós, Barcelona, 2008.

Siegel, Daniel J., *La mente en desarrollo*, Editorial Desclée de Brouwer, Bilbao, 2007.

Skura, S. *Ateneo*, Exposición realizada en el Hospital Infanto Juvenil «Dra. C. Tobar García», septiembre de 2001.

Tierno, Bernabé, *Optimismo Vital*, Editorial Temas de hoy, Madrid, 2007.

Uriarte, Xavier, *Los peligros de las vacunas*, Editorial Ática Salud, México, 2002.

Verny, Thomas R., *El futuro bebé*, Editorial Books4pocket, Urano, Barcelona, 2003.

ÍNDICE

Si lo desea puede enviarnos algún comentario sobre

NACER CONECTADO, VIVIR CONSCIENTE

Esperamos que haya disfrutado con la lectura y que este libro ocupe un lugar especial en su biblioteca particular. Dado que nuestro principal objetivo es complacer a nuestros lectores, nos sería de gran utilidad recibir sus comentarios, enviando esta hoja por correo, fax o correo electrónico a:

EDICIONES OBELISCO
Pere IV 78, 3° 5ª
08005 Barcelona (ESPAÑA)
Fax: (34) 93-309-85-23
e-mail: comercial@edicionesobelisco.com

✍ Comentarios o sugerencias:

_____

_____

✍ ¿Qué le ha llamado más la atención de este libro?

_____

_____

✍ ¿Desea recibir un catálogo de nuestros libros? (Válido sólo para España.)
❐ SÍ   ❐ NO

✍ ¿Desea recibir nuestra agenda electrónica de actividades?
❐ SÍ   ❐ NO

Si desea recibir **NUESTRA AGENDA ELECTRÓNICA** de actividades con conferencias, talleres y eventos, además del boletín con las nuevas publicaciones, puede darse de alta automáticamente en nuestra web **www.edicionesobelisco.com** y facilitarnos sus datos en el apartado Suscríbase.

Nombre y apellidos:
Dirección:
Ciudad: Código Postal:
Provincia/estado: País:
Teléfono: E-mail:

¡Gracias por su tiempo y su colaboración!